A MON PÈRE

LE DOCTEUR MORDRET

MÉDECIN EN CHEF DE L'ASILE PUBLIC D'ALIÉNÉS DE LA SARTHE

VICE-PRÉSIDENT DU CONSEIL DÉPARTEMENTAL D'HYGIÈNE

MEMBRE C^T DE L'ACADÉMIE DE MÉDECINE

CHEVALIER DE LA LÉGION D'HONNEUR

Hommage de ma profonde reconnaissance

A MA CHÈRE MÈRE

A MES SŒURS — A MON BEAU-FRÈRE

A MONSIEUR LE DOCTEUR LE BÊLE

CHIRURGIEN EN CHEF HONORAIRE DE L'HOTEL-DIEU DU MANS

CHEVALIER DE LA LÉGION D'HONNEUR

A LA MÉMOIRE DE MADAME LE BÊLE

A MES AMIS

ÉTUDE ANATOMO-PATHOLOGIQUE

ET CLINIQUE

SUR LES

SALPINGO - OVARITES

PAR

Le Docteur Ernest MORDRET

AIDE D'ANATOMIE A LA FACULTÉ DE MÉDECINE

ANCIEN INTERNE DES HOPITAUX DE PARIS (CHARITÉ — NECKER — MATERNITÉ)

PARIS

G. STEINHEIL, ÉDITEUR

2, rue Casimir-Delavigne, 2

—

1890

AVANT-PROPOS

La fréquence des inflammations péri-utérines a dès le début de notre internat à la Maternité, attiré notre attention, et nous avons cru, suivant les conseils de notre cher maître M. Bouilly, que, retracer leur histoire clinique, serait le meilleur sujet de thèse que nous puissions choisir. Mais ce titre était trop vaste, nous avons donc été forcé de nous limiter à quelques considérations anatomo-pathologiques et cliniques sur les salpingo-ovarites.

Traité souvent depuis quelques années, ce sujet est cependant encore plein d'intérêt et d'actualité; nous n'avons pas voulu faire un travail didactique, croyant que nous devions nous contenter de décrire ce que nous avions vu et observé par nous-même. Nous espérons être resté fidèle à cette ligne de conduite. On nous le reprochera peut-être, en nous faisant remarquer que dans notre description, certains points restent incomplets; nous acceptons cette critique, nous sommes même tenté de nous en féliciter, notre but a été non pas de montrer des choses exceptionnelles, mais bien de rapporter les symptômes normaux, la marche classique des lésions que nous étudions.

Deux grandes théories se discutent, la pathogénie des salpingo-ovarites, nous aurons à les rappeler dans le cours de notre description.

Mais avant d'entrer dans notre sujet, nous tenons à remercier nos maîtres, dans les hôpitaux, de la bienveillance qu'ils nous ont toujours montrée depuis le commencement de nos études médicales.

Que M. Duplay, professeur de clinique chirurgicale, dont nous avons été l'élève pendant notre externat, veuille bien nous permettre de lui exprimer ici tous nos regrets de n'avoir pu, comme nous l'espérions, passer sous sa haute direction une année de notre internat. Nous tenons à le remercier vivement de l'intérêt qu'il nous a toujours témoigné.

M. Le Fort, professeur de clinique chirurgicale, dont nous avons été deux fois l'élève, a droit aussi à toute notre reconnaissance, nous ne l'oublions pas.

Notre année d'internat chez M. Després, nous a permis de profiter de sa connaissance si grande des malades.

Quant à M. Bouilly, nous n'oublierons pas que c'est lui qui nous a initié à la gynécologie, nous apprenant avec son grand sens clinique, les règles d'une intervention sage et raisonnée, et surtout que c'est à ses bons conseils que nous avons dû de mener à bonne fin la tâche que nous nous étions imposée.

Que MM. Segond, Moizard, Gaucher, Oulmont, Michaux, Ricard, médecins et chirurgiens des hôpitaux, nous permettent également de leur adresser nos remerciements, pour l'extrême bienveillance qu'ils nous ont montrée au cours de nos études,

M. Poirier, chirurgien des hôpitaux, chef des travaux d'anatomie à la Faculté, a bien voulu nous communiquer ses recherches sur les lymphatiques de l'utérus, et nous donner quelques conseils, nous lui en sommes très reconnaissant.

Nous ne saurions oublier notre excellent collègue et ami Thérèze, qui a bien voulu faire pour nous l'examen histologique de nos pièces anatomiques; enfin, que mon cher ami Potherat, prosecteur de la Faculté, me permette aussi de le remercier.

Anatomie-Pathologique, et Pathogénie

Ayant à traiter des inflammations salpingo-ovariennes, il nous semble que nous devons faire précéder l'étude de l'évolution clinique de ces affections de quelques considérations anatomo-pathologiques.

N'ayant pas l'intention de décrire leur anatomie pathologique complète, nous signalerons seulement certains points particuliers pour éviter des redites au cours de notre description clinique.

Les inflammations du petit bassin ont, dans l'immense majorité des cas, pour point de départ l'utérus ou ses annexes et, sans crainte d'erreur, nous pouvons aujourd'hui ajouter, que toutes ont alors pour cause l'infection.

Dès lors notre plan est tout tracé : restant fidèle au programme que nous nous sommes donné, nous allons suivre cette infection; et partant de l'utérus, étudier la marche ascendante des produits septiques vers la trompe et l'ovaire, les lésions consécutives du péritoine pelvien.

Nous appuyant sur de nombreuses observations que nous avons pu consulter, sur le témoignage du grand nombre des malades vues aux consultations externes de la Maternité, ou dans notre service, nous affirmons que la blennorrhagie, la fausse couche, mais surtout l'accouchement sont, dans l'immense majorité des cas, le point de départ direct ou indirect des inflammations péri-utérines.

Il n'est dans ce fait rien de surprenant : l'ouverture des vaisseaux sanguins et lymphatiques, l'état sanieux de l'organe au moment de l'expulsion du fœtus créant un lieu de moindre résistance, une porte d'entrée à l'infection, en un mot un terrain de réceptivité qui doit intervenir ici comme dans toute infection quelle qu'elle soit.

Sans faire de pathologie générale, rappelons rapidement que l'accouchement est une fonction physiologique, ne donnant normalement lieu à aucun accident. Si ceux-ci viennent à se produire, il faut en rechercher la cause ; il est bien reconnu aujourd'hui qu'elle se trouve dans une infection développée au moment de l'expulsion fœtale.

La fameuse fièvre de lait, avant les précautions antiseptiques, n'était-elle pas si fréquente qu'on la considérait comme normale, j'allais dire comme nécessaire, aux suites de couches? N'est-ce pas seulement dans les études récentes qu'elle est décrite sous sa véritable étiquette de fièvre puerpérale atténuée ?

Ces faits, connus déjà, viennent d'être encore remarquablement confirmés par les recherches toutes récentes de notre collègue et ami Widal (1) dans son mémoire de médaille d'or. Mais si l'infection peut se généraliser, elle peut aussi se limiter, rester utérine, devenir péri-utérine. Et dans ce cas, quelle marche suivra-t-elle? Nous croyons ici, nous appuyant toujours sur nos observations, devoir distinguer deux cas. Dans le premier, les accidents sont immédiatement consécutifs aux couches, dans le second la marche est lente; des années se passent, il faut remonter toute une histoire clinique de la malade pour arriver à un point de départ si lointain qu'il pourrait être méconnu.

(1) WIDAL. *Étude sur l'infection puerpérale, la phlegmatia alba dolens et l'érysipèle.* (Steinheil, 1889.)

Nous ne dirons qu'un mot des lésions immédiatement consécutives, car elles relèvent, à proprement parler, de l'état puerpéral, et nous ne devons pas nous en occuper. Quelques auteurs admettent pour elles une propagation directe de muqueuse à muqueuse; tendant à nier l'existence du phlegmon du ligament large, ils voient en lui plutôt une salpingite ou une ovarite suppurées. Nous croyons, nous, que l'utérus ne doit pas être distrait de la pathologie des autres organes et que là, comme partout ailleurs, la lymphangite existe. Suivant l'intensité de la septicémie, selon qu'elle est diffuse ou limitée, elle donne naissance à un phlegmon variable, lui aussi, en étendue et en gravité, et dont le siège correspond à la disposition du tissu cellulaire situé soit autour de l'utérus, soit dans le ligament large, soit dans la fosse iliaque. Il reconnaîtrait toujours comme cause première, d'après Widal, le passage du streptococcus pyogenes aureus à travers la muqueuse utérine.

Cependant, il existe aussi de ces cas à évolution subaiguë, grâce à la virulence moindre du poison, où, en quelques jours, plus souvent en quelques semaines, les lésions gagnent de muqueuse à muqueuse l'orifice utérin de la trompe, et développent une affection de l'organe exactement analogue à celle que nous allons décrire maintenant, mais d'une évolution beaucoup plus prompte.

De même que la blennorrhagie développe chez l'homme l'épididymite par continuité de tissu des muqueuses enflammées, de même chez la femme une infection quelconque, qu'elle soit due à la septicémie puerpérale ou à une autre cause, une fois qu'elle aura pris possession de la muqueuse du col utérin, s'étendra de proche en proche gagnera toute la muqueuse du corps pour pénétrer par l'orifice utérin des trompes et déterminer dans ces organes des phénomènes inflammatoires. Ceux-ci se propageront peu à peu à l'ostium péritonéal, et consécutivement au péritoine et à l'ovaire.

Telle est la théorie généralement admise aujourd'hui et à laquelle se rallient complètement tous ceux qui, dans cette si intéressante discussion à la société de chirurgie, ont pris la parole sur la pathogénie de la salpingite (1). Un seul, M. Lucas Championnière, est d'un avis absolument contraire. Pour lui la pathologie des lymphatiques domine celle de toute la région et toujours au début on assiste à des phénomènes de lymphangite.

Nous aurons du reste chemin faisant à revenir sur ces deux grandes théories qui se partagent la pathogénie des inflammations péri-utérines.

Quant à nous, nous croyons qu'il faut bien nettement distinguer dans ces inflammations l'état de l'utérus au moment même où il est infecté et la virulence des éléments infectieux qu'il reçoit. Nous venons de voir que la plupart de nos malades faisaient remonter à un accouchement les accidents qu'elles éprouvaient. Est-ce à dire que l'accouchement en soit toujours la cause? nous sommes persuadé du contraire. L'accouchement prépare le terrain, mais l'élément infectieux peut lui être complètement étranger et bénéficier seulement de l'état dans lequel se trouve momentanément l'utérus.

Nous savons en effet que de nombreux micro-organismes se trouvent à l'état normal dans le vagin, mais ne se rencon-

(1) *Société de chirurgie.* Année 1888, p. 862.

trent jamais dans l'utérus. Il nous semble tout naturel d'admettre que, si l'involution utérine ne se fait pas normalement, si les suites de couches ne sont pas surveillées avec un soin suffisant, ces micro-organismes atteindront la muqueuse utérine et pourront alors s'y développer (1). Nous pouvons pour ainsi dire assister là à une auto-infection.

Nœggerath prétend que l'immense majorité des salpingites sont dues à la blennorrhagie, car pour lui la blennorrhagie de l'homme ne guérit jamais, elle devient latente et infecte ordinairement la femme.

Ces idées sont certainement très exagérées, mais les recherches de Jullien, de Crivelli, de Peraire, montrent que le suintement chronique, que la goutte militaire est bien suffisante pour déterminer l'inflammation septique de l'utérus et consécutivement des annexes.

Bernutz avait également très bien vu le rapport qui existe trop souvent entre le blennorrhage de l'homme et la pelvi-péritonite de la femme. Nous appuyant sur les faits qu'il nous a été permis de constater, nous croyons que la blennorrhagie est la cause la plus fréquente des inflammations péri-utérines après l'infection post-puerpérale. Nous ne serions même pas éloigné d'admettre que dans bien des cas l'état congestif de la muqueuse utérine à la suite de l'état puerpéral, soit le milieu de culture que le gonocoque, jusque-là latent, attendait peut-être depuis longtemps pour pulluler.

Ce que nous venons de dire de l'importance de l'état puerpéral pour le développement de la muqueuse utérine comme terrain de culture, peut s'appliquer jusqu'à un certain point aux congestions de toutes sortes de l'utérus.

(1) PÉRAIRE. *Des endométrites infectieuses*. Th. Paris, 1889.

Ainsi s'explique l'apparition d'inflammations péri-utérines à la suite d'arrêt brusque des règles, à la suite de phénomènes d'onanisme, etc.

Mais dans tous ces cas, il ne faut pas oublier que toujours la vraie cause est un phénomène septique.

Nous croyons qu'il faut admettre la marche ascendante des lésions, comparant l'utérus aux autres organes de l'économie, ne voyant en lui qu'un lieu de passage, un chemin pour arriver aux trompes et au péritoine, de même que l'uretère conduit au rein la bactérie septique de la vessie (1).

Cependant il existe des cas où la marche ascendante des produits septiques ne peut expliquer les désordres observés, et ici intervient la question des lymphatiques. Ils jouent un grand rôle dans la production des collections purulentes dans les ligaments larges à la suite des couches. Cette lymphangite peut aussi prendre naissance dans d'autres circonstances. Il nous suffit de nous reporter à la description des lymphatiques si abondants de la région, pour voir qu'une déchirure du col, qu'une ulcération à ce niveau peut être le point de départ des phénomènes lymphangitiques qui dans l'utérus, suivront la marche régulière des angioleucites des autres organes; les nombreuses connexions des lymphatiques du vagin avec ceux du col, montrent également leur rôle dans la pathogénie, des accidents que nous étudions et toute la part qui leur revient souvent comme porte d'entrée de l'élément septique. Quand ces phénomènes angioleucitiques se produisent, ils peuvent avoir leur contre-coup du côté de l'ovaire ou des trompes. Les exsudats mem-

(1) HALLÉ. *Urétérites et pyélites*. Th. Paris, 1887.

braneux qui ne tardent pas à enfermer ces organes suffisent pour gêner leur nutrition et amener des désordres consécutifs. Peut-être, est-ce là la pathogénie la plus raisonnable de ces observations où la trompe étant saine, ou relativement saine, on trouve au contraire des lésions très prononcées du côté de l'ovaire. Le réseau lymphatique si abondant qui existe dans les fausses membranes, doit avoir sa part dans la pathogénie des accidents, mais jamais les gros troncs lymphatiques ne peuvent être, comme le prétendent les partisans de la théorie lymphatique, le moyen de transport de l'élément infectieux. D'après les recherches de M. Poirier sur les lymphatiques utérins, nous savons qu'il y a indépendance absolue entre les lymphatiques de l'utérus et ceux de l'ovaire. Il existe bien deux petits troncules qui établissent une communication entre ceux de la trompe et ceux du corps de l'utérus, mais, comme il le fait observer, si la théorie lymphatique était vraie, il est évident que les ganglions auxquels ils se rendent seraient le plus souvent malades, or ces faits sont très exceptionnels et en pareil cas il n'y a pas, croyons-nous, de lésions des annexes (1).

M. le professeur Trelat a eu à la société de chirurgie une très heureuse expression en réunissant sous une même dénomination toutes les lésions qui nous occupent, et en leur donnant le nom de *Métro-salpingo-ovaro-péritonite*.

La métrite est donc le premier stade de l'infection, nous ne pouvons la passer sous silence, puisqu'elle est le point de départ, mais nous ne devons pas décrire les lésions

______

(1) Poirier. *Progrès Medical*, décembre 89, janvier 90.

qu'elle détermine dans le parenchyme utérin, puisque nous ne voulons nous occuper que des inflammations péri-utérines. Nous dirons seulement que cette métrite existe et cela sous les différentes formes d'endométrite simple, hémorragique, etc.

Et nous ajouterons que la meilleure preuve qu'on en puisse donner est le résultat favorable de son traitement sur la marche des inflammations des annexes. Dans la thèse récente de Mlle Flinkestein (1), dans des observations publiées par notre excellent ami Potherat, nous trouvons un grand nombre de faits absolument probants, montrant des lésions des annexes parfaitement constatées, guéries rapidement par un curettage de la muqueuse utérine. Il semble évident qu'à la suite d'un pareil traitement la nature du foyer contenant le germe infectieux s'est trouvée sensiblement modifiée, et que de nouveaux produits cessant de pénétrer dans les trompes, celles-ci, encore peu altérées dans leur constitution, ont pu alors se défendre victorieusement contre l'inflammation septique.

Si nous tenons à établir que toute lésion des annexes est précédée d'inflammation de la muqueuse utérine, nous ne conclurons pas que toute inflammation de la muqueuse déterminera des lésions des annexes. Il est bien rare de rencontrer une femme qui n'ait pas à un moment ou un autre de son existence présenté des phénomènes de métrite, et la fréquence si grande des lésions des annexes ne peut cependant pas heureusement être comparée à la fréquence de la métrite.

C'est que dans bien des cas l'élément infectieux limitant son action et n'étant pas renouvelé, s'éteindra sur place, ne

---

(1) Mlle FLINKESTEIN. Th. de Paris, 1889.

laissant après lui qu'une inflammation simple, n'ayant par conséquent aucune tendance à se généraliser, c'est ce qu'on observe chaque jour chez ces malades atteintes de métrite limitée au col, le corps restant indemne. On ne peut nier que l'orifice utérin de la trompe ne puisse, par un procédé analogue, se trouver à l'abri de l'inflammation.

A. — Lésions de la trompe

La trompe nous présente à étudier trois parties : son orifice utérin, son corps, son orifice péritonéal ou mieux son pavillon. Ses lésions, comme il est facile de s'en convaincre d'après nos observations, sont très variables dans leur intensité, et nous avons trouvé tous les intermédiaires, depuis la simple inflammation catarrhale de la muqueuse jusqu'à un épaississement considérable des parois et la formation d'une poche pouvant contenir jusqu'à 1,000 et 1,100 gr. de liquide purulent.

Nous ne croyons pas devoir distinguer dans cette description un état aigu et un état chronique. Les lésions sont en effet absolument les mêmes dans les deux cas, elles ne varient que par leur marche plus ou moins rapide. Même au point de vue clinique les différentes divisions de salpingite en catarrhale proliférante, interstitielle et pyo-salpingite ne sont, croyons-nous, que des phases différentes d'une seule et même affection, et nous serions tenté de dire, nous basant sur l'utilité pratique du diagnostic à porter en vue d'une intervention, qu'il n'existe que deux espèces de salpingites : l'une dont les lésions peuvent encore retrocéder, le type en est la salpingite catarrhale simple ; l'autre où la désorganisation des tissus ne permet plus aucune régression, et dont le type le plus complet est la salpingite purulente. Entre ces deux extrêmes, se rangent toutes les autres variétés qui ne sont souvent que des étapes successives.

Dans sa brillante thèse sur la salpingite et l'ovarite, notre collègue et ami Monprofit posait, en terminant l'étude de l'anatomie pathologique de la trompe, ces conclusions : « Les salpingites catarrhales restent-elles ce que nous les voyons, peuvent-elles se transformer d'une façon complète en pyo-salpingite, ne peuvent-elles pas effectuer leur retour *ad integrum* ? ce sont des questions qui restent à résoudre (1). » Il avait donc parfaitement prévu ce que nous croyons aujourd'hui pouvoir affirmer en nous appuyant sur les nombreuses pièces que nous a fournies notre maître M. Bouilly.

1o Orifice tubo-utérin. — Le point par où débute l'inflammation de la trompe est l'orifice utérin de cet organe, cela ressort de la théorie même de l'inflammation de muqueuse à muqueuse, que nous avons pleinement acceptée. C'est donc là que doivent exister les premières lésions, c'est ce que avons constamment trouvé : cet orifice qui, normalement, est fort petit, nous le savons, va se trouver fermé sous l'influence de l'inflammation de la muqueuse. Pour obtenir ce résultat, il suffit, croyons-nous, d'une inflammation très légère ; consécutivement des phénomènes de sclérose se développent dans la paroi de la trompe, tout comme au niveau du rétrécissement blennorrhagique de l'urètre se développe un épaississement de sa paroi. M. Lucas Championnière tire du fait que dans toute salpingite le point le moins malade est la partie interne ou utérine de la trompe, un de ses arguments principaux pour combattre la théorie de muqueuse à muqueuse. Il nous semble que cet argument a

(1) MONPROFIT. *Salpingites et ovarites.* Th. Paris, 1887.

une valeur bien minime, car étant donné qu'anatomiquement
la trompe est beaucoup moins vasculaire dans cette portion
utérine que vers son pavillon, que le point le plus rétréci de
son parcours est l'orifice utérin, il va de soi que l'inflammation n'y sera jamais très marquée, mais que, comme nous
le disions il n'y a qu'un instant, la plus légère inflammation
suffit pour en déterminer l'oblitération, en même temps
qu'un épaississement léger des parois.

Cette lésion initiale a passé longtemps inaperçue, ce
petit cordon, un peu plus dur que nature, semblait sain en
comparaison de lésions qui se trouvaient immédiatement
au delà et qui concentraient l'attention des observateurs.
Nous croyons cependant pouvoir affirmer qu'il est constamment malade. Cependant dans des salpingites anciennes
il peut, mais le fait est loin d'être constant, persister un orifice tubo-utérin, même plus considérable que dans l'état sain.
Ceci ne va pas à l'encontre de notre précédente affirmation,
car, en pareil cas, si l'orifice persiste, les lésions de sclérose
n'en existent pas moins comme preuves de l'ancienneté de la
maladie. L'examen des pièces de l'observation de Mme L...,
où persistait un orifice tubaire manifeste, nous montre, en
effet, qu'à ce niveau le tissu musculaire de la trompe se
trouve, pour ainsi dire, disséqué par de gros faisceaux de
tissu fibreux, et que l'épithélium qui tapisse le conduit tuber
prend les caractères de l'épithélium prismatique par pression réciproque, et est doublé d'une grande quantité d'épithélium embryonnaire. Cependant la poche purulente avait
respecté la partie utérine de la trompe, et, preuve que cet
orifice était en somme parfaitement insuffisant, le pus, bien
que distendant fortement la poche, ne s'était jamais vidé par

l'utérus. Du reste, cette oblitération du conduit tuber est admise par la plupart des auteurs, seulement on le regarde comme une conséquence de la formation même de la poche, tandis que nous croyons avec M. Bouilly qu'elle en est la cause. Est-ce à dire que ce point retréci ne se laissera jamais distendre si une pression trop forte vient à se produire de dehors en dedans, et ne peut-on pas, en pareil cas, voir des trompes se vider en partie ou totalement dans l'utérus? Nous n'avons pas eu l'occasion de voir des malades présentant nettement les caractères cliniques qui accompagnent ce fait anatomo-pathologique. Nous croyons les coliques salpingiennes beaucoup plus rares qu'on ne l'a dit, cependant les observations ne permettent pas de les rejeter. Monprofit, qui insiste sur ces faits, en donne une très jolie explication, mais peut-être un peu plus théorique que pratique; il dit, se basant sur l'hypertrophie musculaire très prononcée des parois de la trompe :

« Les liquides s'accumulent dans les trompes jusqu'à distension extrême de la paroi, qui entre alors en contraction, produisant une douleur ou colique dont l'intensité varie avec l'étroitesse de l'orifice tubo-utérin et le degré de l'hypertrophie musculaire; elle amène l'expulsion au dehors d'une certaine quantité de liquide, expulsion qui marque la fin du phénomène douloureux, comme l'expulsion du calcul ou des graviers, termine la colique hépatique ou nephrétique, auxquelles elle est tout à fait comparable. La colique passée, la poche salpingienne se remplit de nouveau peu à peu et donne lieu, après un temps variable, au même phénomène. » Nous nous permettrons de faire observer que le point où le tissu musculaire est le plus développé, n'est pas la paroi même de la poche qui est souvent, au contraire, très mince, mais bien, comme nous venons de le dire et comme le prouve également l'examen microscopique rapporté dans l'observat. IV de la thèse de Monprofit, la partie utérine de la trompe. Il nous semble aussi fort difficile d'admettre la comparaison de la marche du gravier ou du calcul, avec celle du pus.

Nous aurons du reste l'occasion de revenir sur ce sujet en étudiant les symptômes, le seul point qui reste acquis c'est que l'orifice tuber peut dans certains cas laisser passer le liquide contenu dans les trompes. Nous n'y voyons d'autres causes que la simple distension de la poche, mais, nous le répétons, nous croyons ces faits rares et nous regrettons que plusieurs des observations citées par Monprofit pour appuyer sa théorie, n'aient pas été contrôlées ni par une opération, ni par l'examen microscopique. Cette oblitération de la trompe est du reste regardée comme presque constante par Lawson Tait, qui considère la pyo-salpingite « comme le résultat d'une inflammation aiguë qui ferme les deux ouvertures des trompes et convertit l'une d'elles ou toutes les deux en abcès chronique (1). »

2º *Lésions du corps.* — L'orifice utérin étant altéré dans sa structure, que va devenir le corps même de la trompe? Ici nous nous trouvons en présence des lésions les plus variées. Martin (2) distingue encore une salpingite catarrhale aiguë qu'il oppose aux lésions déterminées par les agents infectieux. Cette division, comme nous l'avons déjà dit, n'a plus aujourd'hui sa raison d'être, étant donné que l'élément infectieux joue dans tous ces cas le rôle essentiel.

(1) LAWSON TAIT. *Traité des maladies des ovaires.* Trad. OLLIVIER, p. 94.
(2) MARTIN. *Tr. cl. des mal. des femmes.* Trad. VARNIER, Paris, p. 46.

Mais nous n'admettrons pas moins avec lui un premier stade répondant à ce qu'il décrit sous le nom de salpingite catarrhale simple et de catarrhale proliférante; la muqueuse d'abord rouge, boursoufflée, la prolifération des replis, les anfractuosités qui en résultent, sont des lésions connues sur lesquelles nous aurons garde d'insister, ne voulant que corroborer pleinement ce qui a déjà été écrit sur cette question. Ensuite l'épaississement des parois de la trompe, la dissection pour ainsi dire du tissu musculaire par l'élément fibreux, la production de couches d'éléments embryonnaires sous-épithéliaux; bref, les lésions désorganisatrices qui constituent la salpingite interstitielle et qui atteignent une importance majeure pour nous, car c'est à partir de ce moment que la régression n'est plus susceptible de se faire, et la salpingite jusqu'alors justiciable d'un traitement médical va tomber dans le domaine du traitement chirurgical. C'est à cette forme que répondent les salpingites à grosses parois, où le conduit tuber est extrêmement petit, où il n'y a pas ou que peu de liquide à l'intérieur même de la trompe et où celui-ci, s'il existe, se trouve renfermé dans de petites poches séparées les unes des autres par des rétrécissements résultant de l'oblitération du canal par un boursoufflement de la muqueuse. Dans tous ces cas la trompe est augmentée de volume et allongée; elle est devenue rigide, mais offre des flexuosités, et nous verrons tout à l'heure l'importance de ces modifications dans les rapports qu'elle va contracter avec l'ovaire; puis, comme lésions plus avancées, nous constatons sur la paroi même de la trompe de petites masses blanchâtres, offrant l'aspect caséeux, et en certains points, nous trouvons du pus renfermé dans ces petites anfractuosités; bref, ne voulant pas insister outre

mesure sur cet aspect intermédiaire, cette infiltration purulente des parois nous permet de saisir le trait d'union entre
la simple salpingite d'abord catarrhale, ensuite interstitielle,
et la salpingite purulente.

OBSERVATION I (Personnelle)

Madame Ecn.,28 ans. — Salle Levret, n° 8, entrée le 2 octobre 1889.
— Salpingite gauche, Laparatomie. — Guérison :
. . . .
Trompe gauche présente à peine le volume du petit doigt dans toute
sa partie interne : est grosse comme une amande dans sa partie externe.
A la coupe les parois sont très hypertrophiées, mais surtout au niveau
du pavillon, où les lésions de péri-salpingite sont très accentuées. — Il
n'y a pas de collection purulente, mais seulement des points de suppuration dans la paroi.
Du côté utérin l'orifice semble fermé.

Longtemps on a cru que les salpingites n'atteignaient pas
de volume considérable ; de nombreuses observations
prouvent aujourd'hui le contraire. La paroi de la trompe se
laisse distendre, elle s'amincit ; cette poche se développe
surtout du côté interne de la trompe, et le pavillon joue un
grand rôle dans sa formation. Mais avant d'aller plus loin,
nous devons dire quelques mots du liquide que renferment ces
poches.

L'origine microbienne étant acceptée, on devait de suite
penser que le contenu des trompes renfermerait des éléments infectieux; nous n'avons pu personnellement faire à
ce sujet des recherches qui nécessitent une connaissance du
laboratoire que nous n'avons pas; mais nous avons été très
frappé de voir le petit nombre de cas où les éléments infectieux recherchés ont été trouvés dans le liquide des trompes.
Dans quelques observations seulement nous avons trouvé

notée la présence du gonocoque, mais dans un bien plus grand nombre les recherches sont restées infructueuses, bien que l'origine blennorrhéique fût nettement établie.

Les mêmes considérations s'appliquent à une forme de salpingite particulière dont nous ne dirons qu'un mot en finissant cette étude, la salpingite tuberculeuse où l'on a rarement rencontré des bacilles. Ceux qui tireraient de ce fait un argument contre l'origine infectieuse de ces maladies seraient dans une profonde erreur; nous savons, en effet, que les micro-organismes n'existent pas à toutes les périodes de l'affection qu'ils déterminent.

M. le professeur Cornil, étudiant l'anatomie pathologique des salpingites (1), retrace les caractères du pus que l'on rencontre dans la pyo-salpingite; et, ce qui nous semble bien une nouvelle preuve de ce que nous avancions tout à l'heure sur la transformation de la salpingite catarrhale en pyo-salpingite, il dit : « Le plus ordinairement la lésion est bilatérale, ou bien on observe une salpingite *purulente* d'un côté, et salpingite *catarrhale* de l'autre côté. A l'ouverture de la trompe s'échappe une certaine quantité de pus, 2 à 3 grammes d'ordinaire. Il est en général épais, bien lié, comme le pus du plegmon, parfois plus séreux, offrant les caractères du muco-pus quand le processus de la salpingite catarrhale se joint à celui de la pyo-salpingite. » Un peu plus loin, il fait allusion à cette volumineuse salpingite présentée par M. Lucas Championnière à la société anatomique et qui con-- tenait 1.200 grammes de liquide purulent, mais il considère de pareilles collections comme rares. Il nous a été donné

(1) Cornil. *Journal de connaiss. méd.* Décembre 1888.

d'en voir plusieurs, nous les croyons donc beaucoup plus fréquentes qu'on ne l'a dit; du reste il arrive très fréquemment que ces salpingites ont été confondues et décrites sous le nom d'ovarites suppurées, comme nous le dirons dans un instant.

Revenons à l'étude de notre poche, que nous avons vue fermée du côté de l'orifice utérin par un boursoufflement de la muqueuse, nous la trouvons également close de son côté externe. Il est évident que si nous avons affaire à cette pyosalpingite formée de dilatations ampullaires successives du volume d'une noisette ou d'une petite noix, chacun des points rétrécis aura son origine dans une oblitération plus ou moins complète du conduit à ce niveau. Le plus souvent ces petites poches communiquent les unes avec les autres et ont dû leur développement à une prolifération de la muqueuse. Mais elles vont généralement en augmentant de volume à mesure qu'elles s'approchent du pavillon et c'est à ce niveau qu'on observe toujours les collections un peu volumineuses. Ce fait s'explique, croyons-nous, par la structure même de la trompe qui devient de plus en plus vasculaire, à mesure qu'on s'approche de l'extrémité péritonéale. Mais nous laisserons de côté, dans cet aperçu anatomique, ces petites collections secondaires, et revenant au type le plus simple, nous prendrons la poche unique de la grosseur d'un œuf environ.

3o Orifice abdominal. — L'orifice péritonéal offre une disposition tout particulièrement favorable au développement d'une collection. Les franges du pavillon sont extrêmement vasculaires et le voisinage du péritoine, qui s'enflamme en même temps qu'elles, explique la formation très rapide des adhérences des fausses membranes et consécutivement l'adhérence de l'ovaire qui ne tarde pas, dans l'immense

majorité des cas, à faire partie de la masse des annexe sen-
flammées. Le pavillon de la trompe mérite en effet une
mention toute particulière au point de vue de la formation
de la poche; ce voisinage du péritoine en fait pour ainsi dire
un *locus minoris resistentiæ;* ce fait est invoqué par M. Lucas
Championnière comme une preuve que la salpingite se développe par la voie lymphatique, le pavillon étant le premier
malade par suite de sa communication avec les lymphatiques des ligaments larges.

Nous y verrions au contraire une preuve de notre théorie
de muqueuse à muqueuse : comment expliquer sans cela que
dans bon nombre de salpingites simplement catarrhales, le
pavillon lui-même n'est pas atteint, les lésions siégeant alors
surtout dans le corps même de l'organe ? Au contraire,
quand ces lésions s'accentuent, à plus forte raison, si la salpingite catarrhale devient, comme nous le croyons, purulente,
ce pavillon est malade très rapidement, et par les adhérences
qu'il présente forme une sorte de petite cavité qui ne demande
qu'à être remplie et à se laisser distendre par le liquide. Peu à
peu se forment ainsi ces volumineuses poches sur les parois
desquelles on ne retrouve plus trace du pavillon, tellement
il est transformé, et qui sont en somme développées, au
dépens de la portion péritonéale de la trompe, de son pavillon, des adhérences nombreuses péritonéales qui les tapissent
et également de l'ovaire.

B. — LÉSIONS DE L'OVAIRE

Il est bien rare en effet de rencontrer des lésions
limitées aux trompes. Le voisinage immédiat de l'ovaire,
ses rapports physiologiques avec le pavillon sont,

croyons-nous, la cause de sa participation à l'affection.
Nous savons que pour certains auteurs qui même admettent la théorie de muqueuse à muqueuse, ici inter-
viennent les lymphatiques. Nous nous sommes déjà prononcé
sur ce sujet. Nous ne croyons donc pas avoir à y revenir, et
pour nous l'inflammation de la muqueuse du pavillon, déterminant les adhérences péritonéales, doit seule expliquer comment
l'ovaire se trouve atteint par voisinage. Aussi sommes-nous
complètement de l'avis de Monprofit, et ne saurions isoler
l'ovarite de la salpingite ; s'il y a lésion de la trompe, il y a
ou il y aura le plus souvent lésion de l'ovaire. Mais la réciproque n'est pas toujours exacte, puisque nous savons qu'il
existe des cas où l'ovaire seul est malade. Il résulte de
nos observations un point sur lequel les auteurs ne nous
semblent pas avoir suffisamment attiré l'attention ; chez la
plupart de nos malades, nous trouvons, avant toute espèce
d'accidents, des phénomènes de congestion ovarique. Bien
souvent nous avons relevé une première menstruation douloureuse, les autres un peu pénibles, un peu longues, puis ce
n'est que plus tard qu'apparaissent les véritables symptômes
des inflammations des annexes à l'occasion d'une cause
accessoire. Nous aurons du reste à revenir sur ces faits
en étudiant les symptômes, mais nous avons cru intéressant
de les signaler dès maintenant, car cette tendance de l'ovaire
et par là même des organes sexuels aux congestions, nous
semble devoir être rapprochée de ce que nous disions de
l'état de l'utérus au moment des couches comme terrain de
culture.

Lawson Tait insiste beaucoup sur l'influence de l'éducation sur le développement des premières menstruations ; il

voit là la cause principale des douleurs, des accidents qui surviennent si souvent chez les jeunes filles au moment de la puberté, et il oppose cette éducation au grand air, au milieu des distractions et des exercices forcés que reçoivent les jeunes filles dans les campagnes, à l'hygiène déplorable dont sont victimes les jeunes filles dans les villes par suite des exigences sociales. Il réunit tous ces accidents sous le nom d'hyperhémie ovarienne, mais ne signale pas leur importance au point de vue de la localisation future de l'élément septique dans ces organes. Nous n'avons pas l'autorité nécessaire pour traiter ce sujet, mais il nous semble que chez des femmes ainsi prédisposées, le plus léger degré de septicémie peut entraîner des lésions, et peut-être est-ce là que l'on doit chercher l'explication de la rareté relative des accidents qui nous occupent dans les campagnes où, si le microbe existe moins souvent, nous le savons, l'antisepsie est plus que rudimentaire, on nous l'accordera.

Cette digression est trop longue déjà, revenons à l'étude de notre ovaire. Nous devons distinguer deux cas : la tumeur de la trompe est petite, — la tumeur est volumineuse.

Dans le premier cas nous retrouvons l'ovaire quelquefois isolé complètement d'une trompe peu malade et alors il n'a pas encore été atteint; beaucoup plus souvent enveloppé dans des adhérences, il se trouve fixé soit au pavillon, ce qui est de beaucoup le cas le plus fréquent, soit en un point voisin. Son fonctionnement et sa nutrition s'étant trouvés modifiés, il présente de petits kystes sanguins dus peut-être à des hémorragies folliculaires. Quelquefois cet ovaire est entièrement kystique et rempli de sang. Ces hémorragies de l'ovaire viennent d'être tout dernièrement traitées dans la thèse de notre excellent collègue et ami Rollin (1), nous ne faisons donc que les signaler.

OBSERVATION II (Personnelle)

Madame DUM., 32 ans. — Entrée le 25 septembre 1889, salle Levret, lit 9.

Double salpingite : Laparatomie. — Guérison.

. . . .

Ce n'est qu'en se dirigeant méthodiquement, en partant de l'angle de l'utérus qu'on arrive à reconnaître la trompe gauche. Elle est fortement adhérente à l'S iliaque, aux anses intestinales voisines. Après avoir rompu toutes ces adhérences, on ramène une trompe de petit calibre intimement unie à un ovaire un peu augmenté de volume.

A droite, la trompe est adhérente au fond du cul-de-sac de Douglas et à la face postérieure de l'utérus. Elle est petite, indépendante de l'ovaire.

Les lésions gauches sont un type de lésions salpingo-ovariennes, la trompe est couchée sur son ovaire, ne peut s'en isoler dans sa partie externe, et présente des dilatations successives ; son volume, à peine augmenté au niveau de l'orifice utérin, atteint la grosseur du doigt au niveau de son pavillon. Ouverte, elle laisse échapper un liquide séro-purulent et un peu de sang. Les parois sont épaissies sur toute leur étendue, l'orifice utérin à peine visible ; le tissu d'une coupe à ce niveau, est dur et nettement hypertrophié. De points en points on trouve, le long des parois, de petits foyers de pus.

A droite l'ovaire est macroscopiquement sain. La trompe, légèrement augmentée de volume, est ouverte sur toute son étendue. Elle ne renferme pas de pus, mais contient également de petits foyers le long de ses parois.

OBSERVATION III (Personnelle)

Madame Bo..., 22 ans. — Entrée le 11 septembre, salle Levret, lit 6 — Double salpingo-ovarite.

. . . .

Nombreuses adhérences péritonéales dans le petit bassin.

A droite : trompe et ovaire accolés ont le volume d'un œuf de poule.

(1) ROLLIN. *Des hémorragies de l'ovaire,* thèse de Paris, 1889.

Parois de la trompe très épaisses, petite collection purulente; ovaire complètement adhérent au niveau du pavillon, présente de nombreux petits kystes folliculaires; à gauche la trompe est simplement hypertrophiée, l'ovaire adhérent présente de petites cavités kystiques.

Dans d'autres cas c'est l'élément infectieux lui-même qui a atteint l'ovaire, il y a ovarite suppurée, soit que le pus ne soit contenu que dans de petites cavités isolées les unes des autres, soit que l'organe soit converti en une poche unique.

Si la collection de la trompe est volumineuse, il est rare que l'ovaire présente cette disposition. Dans bon nombre d'observations nous trouvons noté que l'ovaire n'a pu être extrait, qu'on ne l'a pas trouvé. Ce fait est peut-être vrai, mais il est, croyons-nous, très exceptionnel; il ne peut s'expliquer que par la situation anormale de l'ovaire maintenu dans des fausses membranes. Bien plus souvent l'ovaire fait partie intégrante de la poche, y est accolé et confondu avec ses parois. Il est, pour ainsi dire, aplati en forme de galette, et ce n'est qu'en faisant des coupes successives que l'on retrouve un épaississement, un peu de tissu blanchâtre qui semble sclérosé, et qui n'est autre que l'ovaire. Il faut le rechercher pour le voir; on comprend donc fort bien que dans bon nombre de cas il ait été considéré comme manquant. Cette disposition se rencontre surtout dans les grosses collections.

C'est également à ce fait, comme le fait remarquer Monprofit, que se rattache l'explication des nombreuses observations d'ovarites suppurées que nous rencontrons dans les auteurs, avant la connaissance vraie de la pathologie de la trompe. Frappés de ces collections volumineuses, ne sachant pas que la paroi de la trompe et surtout son pavillon pouvaient devenir des poches purulentes, ils arrivaient, après avoir retracé magistralement tous les symptômes de la salpingite, à les attribuer tous à l'ovarite, se trompant sur le siège anatomique des lésions qu'ils observaient.

Dans d'autres cas la désorganisation de l'ovaire est aussi complète, mais par un processus différent, il est lui-même converti en une poche purulente formant un large diverticule de la poche salpingienne.

OBSERVATION IV (Personnelle)

Madame LER., 42 ans. — Entrée le 19 novembre 1889, salle Levret, lit n° 10.

. . . .

Il s'agit de très vieilles lésions dont le début semble remonter à 20 ans. Tout le petit bassin était converti en poche purulente, nous aurons du reste à citer de nouveau cette observation.

La trompe gauche est très difficilement disséquée des adhérences qui l'entourent, elle contient 350 grammes de pus.

Dure, mais peu volumineuse au niveau de son attache utérine, elle se termine, après une première dilatation, par une vaste poche qui semble formée aux dépens de son pavillon. On ne retrouve pas trace de l'ovaire, qui n'est plus représenté que par une petite masse blanchâtre, aplatie, formant la paroi d'un diverticule de la grande collection.

C. — LÉSIONS DU PÉRITOINE

Telles sont les lésions salpingo-ovariennes dont nous devions ébaucher l'étude; nous avons dû dire déjà quelques mots de la production des fausses membranes péritonéales consécutives à ces lésions, mais le péritoine est trop intéressé dans la marche progressive de ces accidents pour que nous ne soyons pas forcé d'y revenir.

Nous trouvons dans la thèse de Monprofit un excellent chapitre sur ces altérations péritonéales. La suppression du meso-salpinx normal, l'épaississement de la partie supérieure des ligaments larges, le développement de la trompe entre les deux feuillets, son isolement difficile, tout cela y est retracé avec une parfaite exactitude. Le seul point laissé un peu dans l'oubli par lui est relatif aux modifications se produisant dans les vaisseaux qui parcourent le bord du ligament large, et ceux des parois mêmes des organes qui nous occupent. *Constamment* nous y avons trouvé de l'endartérite, elle est, du reste, signalée dans l'examen histologique de plusieurs de ses observations.

Il a également montré toute la part qui revenait aux productions péritonéales dans la fixation des organes, et nous ne pouvons que confirmer ses recherches en affirmant de nouveau que le cul-de-sac de Douglas est toujours atteint, que c'est la place d'élection des organes malades, que généralement trompe et ovaire d'un côté y tombent et s'y fixent; les autres annexes sont alors forcées de rester au-dessus, dans le petit bassin.

Quelquefois aussi ces annexes occupent des places bien différentes, comme dernièrement encore M. Terrillon l'a observé; dans tous ces cas les adhérences péritoneales jouent un rôle très important pour leur fixation, mais il nous semble exagéré d'attribuer à une anomalie de position des annexes, tous les cas décrits sous le nom de phlegmon du ligament large. Ceux-ci sont beaucoup plus rares qu'on ne l'a dit, mais il est hors de doute qu'ils existent comme complication de l'état puerpéral. Toutefois nous admettons pleinement l'explication que Monprofit donne d'un bon nombre de ces pseudo-phlegmons, il les attribue à des adhérences contractées par les annexes suppurées, tombées exceptionnellement en avant du ligament large, et nous trouvons très ingénieuse l'explication qu'il en fournit, en faisant remarquer que c'est surtout immédiatement après les couches qu'on observe ces accidents, alors... « que l'utérus est distendu par une grossesse assez avancée, les ovaires sont placées sur ses parties antéro-latérales; si dans ces conditions la délivrance survient, ils ont beaucoup plus de tendance à tomber en avant. Dans l'avortement peu avancé, il n'en est pas de même, on observe alors, ainsi que dans la blennorrhagie, le classique déplacement en arrière (1). »

Nous pouvons donc résumer en quelques mots ces lésions du péritoine pelvien : position anormale des annexes, adhérences de ces annexes, brides péritonéales formant un réseau plus ou moins épais et plus ou moins résistant où il est généralement fort difficile, si les lésions sont anciennes, de se reconnaître. Ajoutons que dans certaines observations de vieilles salpingites, l'aspect du petit bassin se trouve encore modifié. Ce ne sont plus seulement des annexes remplies de pus, des foyers péri-salpingiens dans l'épaisseur du ligament large, comme l'a fait observer Monprofit, mais aussi de très vastes collections purulentes dans le cul-de-sac de Douglas emprisonnées dans les adhérences de la pelvi-péritonite. Nous croyons même que dans certains cas ces collections périmétritiques peuvent devenir paramétritiques, comme tend à le prouver l'observation de Mme Ler... (Obs. IV), où un des foyers purulents descendait jusqu'à quelques centimètres de l'anus, dédoublant la cloison recto-vaginale.

Signalons aussi la possibilité des fistules dans le rectum, dans les différentes parties de l'intestin, dans la vessie, mais

(1) *Loc. citat.*, p. 31.

M   3

ce sont là des faits rares. Les adhérences sont trop épaisses entre les annexes et ces différents organes pour que ces lésions soient souvent observées; plus fréquemment c'est dans les mailles même du réseau de la pelvi-péritonite que s'échappe un peu de pus, et comme cette poche secondaire se rencontre surtout dans la partie postérieure du petit bassin, c'est elle qui s'ouvre, croyons-nous, dans le rectum plutôt que la collection des annexes elles-mêmes. Malheureusement nous n'avons pas eu l'occasion de vérifier cette assertion, basée sur le seul fait que quand une collection salpingo-ovarienne s'ouvre sous l'influence des tractions faites pour l'isoler, ce n'est pas au point où elle adhère avec les organes voisins qu'elle se rompt, mais bien au niveau de ses adhérences péritonéales.

Symptômes

Le critérium de l'inflammation des annexes, n'est pas dans tel ou tel symptôme, observé dans le cours de la maladie, mais bien dans son évolution clinique. Ce n'est qu'en recherchant pas à pas le début de l'affection, sa marche progressive, que le chirurgien pourra se tracer la ligne de conduite qu'il doit suivre dans les salpingo-ovarites. Elles se présentent en effet sous des formes multiples. Vouloir les faire rentrer toutes dans un cadre déterminé, serait simplifier la question, mais en s'éloignant complètement de la clinique; car il n'existe pas une salpingo-ovarite, mais des salpingo-ovarites.

Pourtant, il est un certain nombre de points qui les rapprochent toutes les unes des autres, et par le simple interrogatoire de la malade, on peut, dans l'immense majorité des cas, poser son diagnostic. Mais celui-ci reste incomplet, il serait bien imprudent de se prononcer sans examen approfondi sur l'existence des lésions que l'on doit trouver, il faut aux renseignements fournis par la malade, joindre l'exploration scrupuleuse du petit bassin, par le palper, le toucher, et il faudra, dans beaucoup de cas, suivre cette affection pendant un certain temps, revoir et réexaminer souvent sa malade.

Après avoir retracé très rapidement quelques signes que nous pouvons trouver dans l'examen de la vie sexuelle de la femme, nous examinerons la salpingite au début, ensuite nous prendrons les formes les plus fréquentes qu'elle affecte et nous terminerons notre exposé par quelques complications observées chez nos malades.

Nous venons de voir, dans le chapitre précédent, combien est grande l'importance du terrain, comme milieu de culture de l'élément infectieux; nous avons dit que le plus souvent, les accidents remontaient à une couche, à une fausse couche ou à une blennorrhagie; mais nous avons aussi attiré l'attention sur l'importance de l'état congestif ordinaire des organes du petit bassin ; aussi dans le même ordre d'idées, avons-nous interrogé la plupart de nos malades sur le début de leur menstruation.

N'attachant à l'époque d'apparition des premières règles, aucune importance, nous soutenons, au contraire, que chez bon nombre de nos malades, dont malheureusement nous ne pouvons rapporter toutes les observations, nous avons remarqué des premières menstruations difficiles, des irrégularités de règles, devenant quelquefois extrêmement douloureuses, en un mot, un passé ovarien. Souvent, chez ces femmes, les premiers rapports ont apporté des modifications. Ils ont quelquefois été douloureux, d'autrefois, au contraire, les accidents ont diminué.

Bientôt, soit sous l'influence de l'état puerpéral, soit sous l'influence de la blennorrhagie, s'est établie l'endométrite. Quelques troubles dans la menstruation, des leucorrhées abondantes, très souvent des symptômes gastriques ont été son cortège habituel. Dans bon nombre de cas, la malade a été traitée pour une métrite ; les symptômes douloureux qu'elle observait étaient insignifiants, mais elle avait consulté, étant inquiète de l'abondance de ses pertes blanches. Souvent, nous avons noté à la consultation externe qu'une malade

soignée pour une ¸simple métrite était déjà atteinte de salpingite. Quel est donc le moment où nous pouvons
dire que la métrite est compliquée de lésions des annexes ?
Nous ne faisons que rappeler la sensation que fournit le toucher dans la métrite : l'utérus est mobile, la liberté des culs-
de-sac conservée, le col est plus ou moins gros, la muqueuse des lèvres forme un ectropion plus ou moins prononcé
donnant cet aspect si longtemps et encore même décrit par
de nombreux auteurs sous le nom d'ulcération du col ; tout
cela n'est pas douloureux ; quelquefois le ballotement de
l'utérus fournit, il est vrai, un peu de douleur, ce fait même
n'est pas constant : en somme nous croyons qu'une endométrite simple n'est pas ou est peu douloureuse.

Le jour où en explorant les culs-de-sac et surtout le postérieur et les latéraux, la malade vous interrompt par une
plainte, ce jour-là, vous pouvez presque sûrement affirmer
que les annexes sont malades.

Bien souvent on sentira au niveau du point douloureux,
une légère tuméfaction, souvent aussi les culs-de-sac auront
gardé leur souplesse normale, mais en les déprimant, le
doigt tombera sur une trompe ou un ovaire ayant subi quelques modifications dans leur volume ou leur situation. Il est
utile de diagnostiquer ce début, d'en bien établir les signes;
qu'on nous pardonne donc d'y insister.

La première question qui doit nous occuper est de savoir
si normalement on peut sentir les annexes. Martin (1) s'ex-
prime ainsi: « Je considère comme les trompes, les organes

MARTIN. *Loc. cit.* p. 455.

gros comme un crayon, que je constate latéralement à la matrice, et dont je puis sentir le point d'origine, au niveau des cornes utérines »; il ajoute que leur palpation n'est pas douloureuse et qu'il ne les sent pas chez toutes les femmes. Quelquefois il nous a été donné de sentir ces cordons, mais ils étaient durs, rigides, bien certainement altérés dans leur constitution. Nous sommes donc porté à croire que si chez certaines femmes, on peut peut-être arriver à reconnaître des annexes saines, il faut pour cela une souplesse toute particulière de l'abdomen, et un état de flaccidité des culs-de-sac qui est loin d'être constant. Nous croyons que le seul fait de les sentir constitue une forte présomption qu'elles ne sont plus normales.

La place qu'elles occupent nous fournit un nouveau renseignement.

Le plus souvent (1) une annexe enflammée tombe dans le cul-de-sac postérieur, ou plus exactement dans la partie postéro-latérale du cul-de-sac. Il est très exceptionnel de la voir en avant.

Reste encore leur mobilité qui, d'après Martin, varie avec le degré de plénitude de la cavité abdominale, mais est assez grande normalement.

Il en résulte une indication toute spéciale, le doigt qui touche doit être « intelligent », il est souvent notre seul guide, aussi devra-t-il examiner avec douceur, car si les annexes n'ont pas encore perdu leur mobilité, il arrivera souvent que le doigt les rencontrera bien un instant, mais en ayant trop violemment touché, il les aura par ce simple

_____

(1) MONPROFIT. *Loc. cit.*

contact chassées dans l'abdomen et vainement cherchera dans la suite à les retrouver. Au contraire, en y mettant le temps et le soin nécessaire, en s'aidant de la palpation abdominale pour empêcher les organes d'être soulevés par le doigt qui explore, on aura tout à la fois l'avantage de mieux se rendre compte du volume des annexes, mais aussi d'être fixé sur leur mobilité relative, preuve de lésions peu accentuées.

Ce doigt inquisiteur peut seul nous renseigner sur l'organe que nous rencontrons; il le fera, sauf de rares exceptions, à cette époque de la maladie. La trompe donne la sensation d'un cordon dur, douloureux, qu'il est facile de suivre du côté extérieur, qui est situé dans le cul-de-sac postérieur, bien souvent à cheval sur le latéral et le postérieur; souvent on sent déjà que ce cordon n'est pas d'un calibre très régulier; nous venons de dire qu'il peut fuir sous le doigt, plus souvent il est adhérent au cul-de-sac, bien que ce dernier ait gardé encore presque toute sa souplesse.

L'ovaire est plus rarement senti que la trompe, car nous ne devons pas oublier qu'un ovaire prolabé n'est pas forcément l'indice d'une salpingo-ovarite (1). On le reconnaîtra à la douleur beaucoup plus vive, à sa forme qui rappelle celle d'une amande, il sera presque toujours un peu plus gros que nature, distant de l'utérus; tombée dans le cul-de-sac postérieur à côté de lui, souvent lui adhérant, on sentira la trompe indurée.

M. Lucas Championnière insiste sur la présence d'une légère tuméfaction au niveau du bord utérin des ligaments

(1) VALLIN. *Situation et prolapsus des ovaires*. Th. Paris, 1889.

larges. Elle existe pour lui avant toute lésion des annexes et est un accident angioleucitique. Nous n'avons jamais eu l'occasion de l'observer. Bien souvent, il est vrai, une sorte d'œdème collatéral se développe autour d'annexes malades : il en résulte une tuméfaction légère du cul-de-sac ; elle siège assez haut, près de la naissance de la trompe, sur le bord supérieur du ligament large et non à leur base près du bord utérin. Telle devrait cependant être sa place si la théorie lymphatique était exacte, puisque c'est en ce lieu que les lymphatiques sont les plus nombreux et qu'ils y forment un plexus abondant. Quant aux ganglions qu'on a même signalés à ce niveau, il est aujourd'hui reconnu qu'ils n'existent pas. Quelle sera donc l'origine de cette tuméfaction ? Il ne nous semble pas douteux que les lymphatiques doivent intervenir pour l'expliquer ; mais les communications si nombreuses qui existent entre le réseau lymphatique de la muqueuse de la trompe et celui du péritoine séreux, sont plus que suffisantes pour permettre de comprendre cette sorte de fluxion collatérale. Cette tuméfaction, du reste, n'est souvent pas observée dès le début, elle est un accident consécutif qui nous amène à une seconde phase de l'affection caractérisée par les phénomènes de pelvi-péritonite. Les culs-de-sac perdent rapidement toute leur souplesse, les annexes contractant des adhérences, très souvent l'utérus subit des déplacements, particulièrement il se rétrofléchit. Mais ce sont là des signes un peu éloignés déjà du début de l'affection.

Les symptômes fonctionnels corrrespondant à cette première période sont souvent nuls. La femme continue à vaquer à ses occupations journalières, et ne se plaint que des accidents de sa métrite. La première phase du début de ces affections peut donc passer inaperçue, au grand détriment de la patiente. Elle ne tarde pas cependant à éprouver de la douleur; celle-ci siège dans les fosses iliaques, mais affecte aussi fréquemment la forme de névralgie lombaire. Elle est à cette période très passagère qui survient après des fatigues et tout particulièrement après la marche. Même modérée, celle-ci ne tarde pas souvent à être douloureuse; quant aux règles elles sont, chez quelques malades, plus pénibles et nécessitent le repos au lit généralement dans les jours qui précèdent l'apparition du sang. Mais ce fait est loin d'être constant; la perte est peu modifiée comme abondance, plus souvent augmentée que diminuée.

Tel est le début ordinaire de la salpingo-ovarite. Nous pouvons le résumer en quelques mots : on sent les annexes, elles sont douloureuses au toucher, il existe aussi quelques douleurs spontanées. Mais à côté de cette forme lente existent des cas où la virulence du poison infectieux blennorrhagique ou puerpéral étant plus intense, la marche est aiguë; les symptômes seront ceux d'une pelvi-péritonite. La mort peut survenir rapidement; plus souvent le tout rentre dans l'ordre et, pour avoir débuté par des phénomènes inflammatoires intenses, l'affection rentre dans le cadre des inflammations chroniques, la seule que nous voulions étudier.

La seconde période des salpingites est caractérisée par une réelle augmentation des organes, soit que la tuméfaction soit due aux organes eux-mêmes, soit qu'elle résulte des adhérences qui déjà les enveloppent. Mais nous l'avons dit, il est impossible de faire rentrer tous les cas dans une même description. Il n'y a pas une salpingite, mais des salpingites; nous étudierons tout d'abord la forme la plus fréquente, celle que nous devons considérer comme normale, puis nous retracerons l'histoire de quelques cas dont la marche, assez différente, permet de faire une classe spéciale.

I

L'expression d'invalides donnée par les auteurs anglais aux malades atteintes de salpingite, caractérise parfaitement leur état.

La chronicité est en effet le propre de cette première forme.

Dans toutes nos observations le début remonte à plusieurs années, quelquefois cinq ou six ans, et depuis ce moment elles n'ont jamais été dans un état de santé vraiment satisfaisant; témoin plutôt l'histoire de Mme Dum.

OBSERVATION IV *bis* (partie clinique de l'Observation II citée à l'anatomie pathologique).

Madame DUM., réglée vers 12 ans; cette malade fut prise à sa première menstruation d'une violente crise de nerfs accompagnée de perte de connaissance; puis le phénomène devint régulier, mais toujours fort douloureux, la malade était obligée de garder le lit.

Sauf ce point spécial, les antécédents personnels sont bons : la mère est morte d'un catarrhe pulmonaire, le père d'une maladie de vessie.

Mariée à 25 ans, la malade eut une fièvre typhoïde et fit de ce fait une fausse couche; elle se rétablit complètement, mais ses règles deviennent de nouveau douloureuses. Pendant les mois de novembre et décembre 1883, des pertes abondantes se manifestèrent qui affaiblirent la malade; elle accoucha péniblement, en octobre 1884, d'une petite fille mort-née, et se remit de suite de cette grossesse.

En 1885. — Nouvelle grossesse, normale, accouchement.

En janvier 1886. — Couche pénible, intervention (forceps), la malade se relève au bout de 10 jours. A ce moment elle ressentit une douleur dans le côté, elle continua à marcher, à nourrir son enfant, tout en ayant des pertes de sang presque continuelles jusqu'au mois de mai.

Mai 1887. — Garde le lit, souffre de grandes douleurs; application de sangsues et vésicatoires; les pertes s'arrêtent, les douleurs persistent;

depuis la malade est impotente, elle ne peut marcher ni aller en voiture; les rapports sexuels sont devenus impossibles tant ils sont douloureux; des crises douloureuses apparaissent durant plusieurs jours; les règles sont redevenues régulières; quelquefois en marchant la malade perd, surtout pendant ses crises douloureuses, la valeur d'une petite cuillerée de liquide séro-purulent.

Cette perte n'a rien de commun avec la colique salpingienne, elle ne se manifeste pas au moment paroxystique de la crise et n'est suivie d'aucun soulagement.

25 septembre 1889. — La malade entre à l'hôpital, faisant remonter ses accidents à l'époque de sa première couche, nous croyons plutôt devoir les rapporter à la dernière; elle marche courbée en deux; elle souffre, est fatiguée, mais non amaigrie; ses douleurs sont très fortes dans les cuisses, jusqu'aux genoux.

Le ventre est très douloureux à la pression. La sensibilité est diminuée à gauche et au niveau des cuisses; on observe des zones assez mal limitées d'anesthésie et d'hyperesthésie.

3 octobre. — A l'examen on trouve : *toucher :* le col regarde à gauche et un peu en avant ; le corps est déjeté à droite ; dans le cul-de-sac postérieur, une grosse tumeur ne faisant pas corps avec l'utérus ; sa consistance est dure, elle se prolonge dans le cul-de-sac gauche, qui est empâté. Le tout est douloureux.

Cul-de-sac droit également douloureux ; ne permet pas de sentir les annexes.

Palper : le palper combiné au toucher est impossible, étant donnés, la sensibilité de la région, l'état nerveux de la malade, et l'épaisseur de la paroi abdominale.

La douleur est surtout vive à gauche.

État général. — Le même qu'au moment de l'entrée à l'hôpital.

15 octobre. — Examen fait par M. Bouilly sous le chloroforme : *Utérus* normal ; *cul-de-sac postérieur :* on sent la trompe gauche de la grosseur du doigt, immobilisée par des adhérences. La trompe droite est également perceptible quand on déprime le cul-de-sac droit.

Résumé. — Lésions moins étendues que les symptômes n'auraient pu le faire supposer.

Au réveil. — Violente crise de nerfs.

20 octobre. — *État général.* — Meilleur ; la malade se lève un peu.

24 octobre. — Nouvel examen : l'état s'améliore ; la malade se lève chaque jour, est promptement fatiguée ; douleurs diminuées.

M. Bouilly trouve la *trompe gauche* immobilisée dans le cul-de-sac postérieur où on la sent facilement ; on n'y arrive par le cul-de-sac gauche qu'en le déprimant fortement. — A droite, rien.

En somme, amélioration par le repos.

Nouvel examen. — On sent nettement la trompe dans le cul-de-sac postérieur sous forme d'un cordon. Elle semble grosse comme le doigt.

La grosse masse sentie à l'entrée de la malade a disparu, on pouvait donc rattacher son origine à une poussée aiguë ; l'état général est bon.

Le palper difficile, à cause de la dureté du ventre ; les fosses iliaques sont encore douloureuses.

29 octobre. — Opération (Voir *Anat. patholog.*, Obs. II).

Examinons les symptômes fonctionnels que présentent ces malades, puis ensuite les signes physiques qui caractérisent ces tuméfactions salpingiennes.

A. SYMPTOMES FONCTIONNELS

1º *Douleur.* — La douleur est dans cette forme un symptôme essentiel. D'abord assez légère et ne survenant qu'au moment des règles, elle devient spontanée et siège au niveau des fosses iliaques, profondément, étant plus intense d'un côté que de l'autre. Quelquefois c'est une sensation de cuisson, de piqûres, de sensation de pesanteur au niveau de l'anus, plus souvent c'est une douleur sourde. Elle a des irradiations presque constantes dans la partie supérieure et interne des cuisses, elle s'étend également vers la région lombaire ; mais, signe important et sur lequel notre maître, M. Bouilly, a plus d'une fois attiré notre attention, ce n'est pas à la région lombaire à proprement parler, mais bien en arrière de la région sacrée, à la partie supérieure et un peu interne des articulations sacro-iliaques, que siège cette irradiation. Souvent même en ce point le toucher est douloureux. Cependant ce signe étant général pour les affections douloureuses du petit bassin, on ne saurait le donner comme signe propre du cas qui nous occupe.

La marche, les plus légères fatigues sont des causes de crises aiguës chez ces malheureuses malades. Très souvent après quelques minutes de marche les douleurs les prennent et, si elles se forcent, cet état persiste pendant des heures. La promenade en voiture, le heurt d'un pied contre un trottoir, sont autant de causes suffisantes pour les faire naître et le plus souvent elles affectent la forme de névralgie lombo-abdominale; il suffit parfois de quelques mouvements un peu brusques dans leur lit. Du reste, dans ces formes très douloureuses, il existe parfois des déplacements utérins qui compliquent la lésion.

Observation V (Personnelle)

Madame Fl..., 32 ans, salle Cruveilher, entrée le 10 septembre 1889. Réglée à 12 ans, *antécédents personnels*, bons ; *antécédents héréditaires*; père encore vivant, mère morte d'une affection abdominale.

C'est depuis son mariage contracté en pleine époque menstruelle que Madame Fl... a commencé à souffrir du ventre. Leucorrhée, douleur abdominale, pesanteur au niveau des reins.

Les règles sont restées à peu près normales, comme époque, mais plus abondantes que de coutume. Sans préciser les signes spéciaux qu'elle a pu éprouver, étant donnée la longueur du temps écoulé, la malade affirme cependant que depuis son mariage les douleurs ressenties par elle ont été en augmentant, tant en durée qu'en intensité.

Elle a été obligée de garder le lit pendant plusieurs semaines successives. Le moindre travail, la plus légère fatigue lui occasionnent des tiraillements internes dans le bas-ventre, peu accusés dans les cuisses, plus violents dans les reins. Pas de constipation.

L'examen pratiqué par M. Bouilly est excessivement douloureux et permet de sentir, en même temps qu'une rétroversion utérine, une tuméfaction douloureuse, facile à isoler, et siégeant à droite. A gauche, on trouve le long de l'utérus dévié, une tumeur qui étant donnée sa forme, est très probablement la trompe gauche. *Utérus* très peu mobile.

En résumé : état général, bon ; la malade présente même un certain embonpoint, mais les douleurs qu'elle éprouve lui rendent la vie insupportable.

Laparatomie. Lésions tubaires peu volumineuses avec périsalpingite.

Néanmoins nous ne devons pas obscurcir le tableau, et s'il est aussi sombre dans certains cas, le plus souvent l'intensité des douleurs n'acquiert pas ce paroxysme, et laisse aux malades la possibilité d'un travail peu pénible. Ce que nous devons retenir c'est que ces femmes souffrent presque continuellement.

2° *Menstruation.* — La menstruation est pour certaines d'entre elles la principale cause de douleur, et telle malade qui dans l'intervalle des règles va et vient, est obligée de garder le lit à ce moment. Nous ne saurions donner aucune explication du fait que nous avons observé : tandis que les unes doivent se coucher dans les jours qui précèdent leurs règles et sont bien après leur apparition, les autres au contraire éprouvent à ce moment un véritable soulagement, et ne sont contraintes au repos que lorsque le sang a paru. Des crises de nerfs, des coliques violentes allant presque jusqu'à la syncope s'observent souvent sous l'influence de la menstruation. Chez quelques-unes ces accidents sont très courts, quelques heures seulement ; chez d'autres, ils durent plusieurs jours. Ce que nous avons dit de la durée des règles au début même de l'affection, est ici plus fréquent encore ; elle est presque toujours un peu augmentée, et la quantité de sang perdu plus considérable. Il est assez rare d'observer dans ces formes de véritables métrorrhagies, à moins de complications : telles que métrites hémorragiques, coïncidence de corps fibreux; souvent elles perdent quelques caillots.

Si tels sont les symptômes les plus ordinaires, quelquefois aussi les règles ne fournissent aucun renseignement, elles restent douloureuses comme elles l'étaient avant l'affection; car c'est spécialement dans ces formes que nous avons noté dans les antécédents des malades un passé ovarien. Il existe aussi des cas où la menstruation n'amène aucun accident, où elle se fait avec une régularité parfaite, ces faits sont, croyons-nous, assez rares.

3º *Écoulement séreux.* — Dans l'intervalle des règles, il arrive presque constamment que les malades aient de la leucorrhée, son explication est fournie par la métrite concomitante et ne doit pas nous surprendre davantage. Il n'en est pas de même d'écoulements séreux, souvent séro-purulents qui sont confondus par les malades avec cette leucorrhée et qui ne s'observent que de temps à autre chez une même malade. C'est du reste un symptôme inconstant.

Lesécoulements surviennent le plus souvent sans motif, sont quelquefois mais non toujours accompagnés de douleur, et la malade nous en a plus d'une fois rendu compte en nous disant : « Je me sens tout à coup mouillée, je perds une petite quantité de liquide blanchâtre. » Mme Dum. (Observ. IV *bis*) était particulièrement nette dans ses explications et elle évaluait, nous l'avons vu, à environ une cuillerée, le liquide qu'elle perdait.

Nous croyons que bien souvent ces écoulements séreux ont été confondus avec la colique salpingienne, celle-ci est, croyons-nous, très rare, ce qui la constitue, c'est la douleur,

douleur très vive et soulagée lorsque la malade a vidé sa collection ; or, ces écoulements sont loin d'être toujours douloureux, et quand ils le sont, ils n'amènent à la malade que peu de soulagement. Il n'y a nullement cette détente générale que décrit Monprofit et qu'il compare, nous l'avons déjà dit, au soulagement dans la colique néphrétique après l'issue du calcul. Quelquefois cet écoulement est considérable, et il n'est pas d'hydrosalpinx qui puisse en fournir en aussi grande quantité.

OBSERVATION VI (Personnelle)

Madame V..., 28 ans, salle Levret, n° 9, entrée le 28 novembre 1889.

Réglée à 15 ans, Madame V..., a souffert beaucoup pendant toute l'année qui a précédé ses premières menstrues. Les premières règles ont été particulièrement douloureuses. Dans la suite elles ont toujours présenté ce caractère et de plus une grande irrégularité. Mariée à 18 ans, elle eut une couche, puis sans motif, plusieurs fausses couches. Vers le troisième mois de sa dernière grossesse (1885), la malade raconte avoir eu une perte à laquelle ont succédé plusieurs autres. La délivrance n'a pas été complète, et pendant six semaines elle eut de la fièvre, des frissons, des douleurs. Quand elle put reprendre ses occupations, elle éprouva à plusieurs reprises des pertes abondantes, irrégulières, et souvent assez prolongées. Plus souffrante depuis le mois de mars, elle constata qu'au liquide qu'elle rendait se trouvait mélangé une certaine quantité de pus.

Le 16 juin, le D‍r Barette, professeur à l'École de médecine de Caen, lui fait un curettage.

Le 18, les règles reviennent, durent huit jours ; le 8 juillet, dans la nuit, elle perd une grande quantité d'eau, puis de gros caillots de sang, cet état dure quinze jours.

Le même phénomène se produit le mois suivant. Depuis, les pertes sont moins abondantes, mais les douleurs deviennent plus vives encore que précédemment, au point de l'empêcher de vaquer à ses occupations.

Au toucher : douleur très vive dans les culs-de-sac postérieurs et latéraux. A droite, les annexes sont relevées et dures; à gauche elles sont plus volumineuses et abaissées, et par le palper combiné semblent nettement fluctuantes dans la fosse iliaque.

La laparatomie montre des lésions de salpingite, surtout développées à gauche. La trompe et l'ovaire sont adhérents, les deux kystiques; mais nous ne voyons pas comment ces altérations pourraient expliquer cette issue d'une grande quantité de liquide, notée dans l'observation.

Il en est de même dans l'observation de Mme Ecroh...(Ob. I) chez qui il s'écoulait du col utérin un liquide purulent qui fut d'abord attribué à la collection salpingienne; or la trompe ne contenait pas de pus collecté. Ajoutons encore qu'étant donné le rôle devolu à l'orifice utérin dans toutes ces affections, ce mécanisme nous semble impossible. Nous ne sommes donc nullement de l'avis de Monprofit qui le considère comme l'évacuation d'une pyo-salpingite, leur siège est pour nous, au moins dans l'immense majorité des cas, l'utérus et non la trompe. Nous avons tenu à constater l'existence de ces symptômes, bien que nous ne puissions en fournir aucune explication, et cachant notre ignorance, nous proposerons de les réunir sous le nom « d'écoulements séreux reflexes ».

4º *Stérilité.* — La stérilité est un fait presque constant dans les inflammations annexiennes; cependant les lésions pouvant être plus accentuées d'un côté que de l'autre, la fécondation peut-elle survenir? Dans certaines observations les douleurs et les phénomènes salpingitiques ordinaires existent avant le dernier accouchement; le début des accidents semble remonter à une grossesse précédente; pour être affirmatif, il faudrait avoir constaté l'existence des lésions avant la grossesse, cependant étant donné le nombre de cas ou la salpingite reste longtemps au moins d'un côté, une affection peu intense, le fait nous semble possible. Martin, du reste, en signale des exemples (1).

5o *Coït.* — Souvent le coït détermine des douleurs violentes, elles sont quelquefois si intenses qu'il devient complètement impossible, mais dans d'autres cas au contraire il n'y a aucune modification à noter.

6o *Troubles nerveux.* — Nous n'aurons naturellement pas en vue les accidents nerveux dépendant de l'hystérie qui peut coïncider avec les lésions des annexes. Il y a là une simple coïncidence. Nous en avons vu un exemple dans le service de notre cher maître M. le professeur Laboulbène, il s'agissait d'une jeune fille de 22 ans, grande hystérique, ancien sujet de la Salpêtrière, et qui était atteinte d'une petite salpingite. Dans les cas de salpingo-ovarites, les accidents nerveux se résument surtout dans des modifications de caractère, qui devient acariâtre, maussade, dans des crises de nerfs, mais qui ne vont que bien rarement jusqu'à la perte de connaissance. Peut-être ne doit-on en chercher d'autre cause que cet état d'impatience dans lequel est forcément une malade qui souffre toujours. Il est certain que cet empoisonnement de l'existence par des douleurs continuelles, cette impossibilité de mener la vie commune est plus que suffisant pour expliquer ces accidents. Et ce qui tend à nous faire admettre cette manière de voir, c'est que du jour où les malades sont guéries de leurs affections les accidents nerveux ne tardent-pas le plus souvent à disparaître.

On ne peut cependant pas trouver dans l'état d'exaspération

---

(1) MARTIN. *Loc. cit.*

de la malade, la pathogénie entière de ces accidents, car ils sont l'indice d'une lésion anatomique. Presque toujours dans ces cas l'ovaire est malade, et le plus souvent petit, ratatiné, enfermé dans de fausses membranes. Presque toujours aussi les lésions salpingitiques sont anciennes, mais peu volumineuses, et c'est particulièrement dans le cas où dominent les accidents de pelvi-péritonite, où les annexes sont englobées dans des gangues de fausses membranes, que ces symptômes acquièrent le plus d'intensité.

7o *Tube digestif*. — Il est assez rare, chez ces malades, d'observer des accidents sérieux du côté du tube digestif, sauf au moment des crises aiguës de pelvi-péritonite. Leur digestion est, en général, ralentie, ce qui tient à leur défaut d'exercice, elles ont rarement des vomissements ; presque toutes présentent les accidents de dyspepsie flatulente, se plaignent de gonflement du ventre après leur repas, sont, disent-elles, dans la nécessité de desserrer leur vêtement. Souvent, du reste, on retrouve chez elles les signes physiques d'une dilatation de l'estomac. Ajoutons que la constipation est un fait presque constant et que la défécation est souvent pour elles l'occasion de douleur, ce qui fait qu'elles tendent volontairement à l'espacer et, par le fait même, augmentent encore leur constipation.

8o *Etat général*. — Pour décrire avec exactitude l'état général des malades atteintes de la forme de salpingo-ovarite qui nous occupe, il faudrait suivre pas à pas son évolution depuis le début même de l'affection. Ce n'est que peu à peu que cet état général s'altère, et encore souvent dans de faibles proportions. Il est certain qu'à tel ou tel moment de leur affection, les malades peuvent présenter ce facies péritonéal si bien décrit par Bernutz et que l'on retrouve dans tous les auteurs; mais souvent aussi, on est frappé de l'état de santé apparente de ces femmes. Cette vie renfermée, ce défaut complet d'exercice, font que, très souvent, elles conservent un certain embonpoint. Tel était le cas de Mme Fl. (Obs. V), elle avait des crises douloureuses au moindre mouvement qu'elle faisait. Depuis neuf ans, époque même de son mariage, elle présentait ces accidents; sa physionomie, il est vrai, était un peu fatiguée, mais personne n'eût pu supposer l'état de gravité dans lequel elle se trouvait, c'était une femme grosse, à pommettes remplies, présentant tous les caractères extérieurs de la santé. Nous avons vainement cherché à trouver dans l'état général de nos malades quelques renseignements sur la gravité des lésions du petit bassin. Nous n'avons pu établir aucune corrélation nette; chez quelques-unes de nos malades l'état général était précaire, chez d'autres excellent, et les lésions trouvées par la laparatomie n'expliquaient en rien ces différences. Nous verrons que dans les grosses collections il n'en est plus de même. Mais dans cette forme de salpingite que nous avons particulièrement en vue en ce moment, l'état général peut se maintenir très longtemps satisfaisant.

Il fournit cependant des renseignements souvent précieux sur l'opportunité de l'intervention. Quand, sans motif, ces malades ont de la fièvre le soir, qu'elles ont de petits frissons, que l'appétit disparaît, on doit souvent penser que le foyer suppure. L'indication devient immédiate, il faut intervenir dans un délai rapproché; cependant tout peut encore rentrer dans l'ordre, puis les mêmes phénomènes se reproduire. Mais la suppuration de ces petites poches n'est pas toujours accompagnée de température élevée, ni de frissons. Il semble qu'une portion de la grande cavité péritonéale s'est pour ainsi dire isolée ; elle est devenue le siège de douleurs qui retentissent sur l'organisme, bien que ne déterminant pas d'accidents généraux. L'attention n'est pas attirée par l'évolution lente de ces désordres, mais des complications graves, pouvant de jour en jour survenir, constituent le grand danger de ces affections.

La démarche fournit des signes bien plus précieux que l'aspect extérieur. Nous avons dit et déjà trop insisté sur ce fait que les douleurs survenaient surtout au moment des fatigues : chez presque toutes ces femmes, la marche est modifiée quand les lésions sont déjà anciennes. Elles tendent à se courber, et si dans l'intervalle de leurs crises douloureuses elles marchent comme tout le monde, sitôt que surviennent les douleurs elles se courbent et quelquefois sont pliées en deux. Alors elles ont ce qu'elles appellent *leur barre* et sont dans l'impossibilité de se redresser ; si elles se couchent, immédiatement elles reposent sans difficulté dans le décubitus dorsal, réclamant cependant d'avoir les reins soutenus et la tête un peu haute.

Pourquoi des lésions petites, enfermées dans de fausses membranes, et limitées au petit bassin, déterminent-elles ces accidents ? nous sommes obligé d'admettre qu'ils sont dus à des tiraillements produits par la marche dans les brides péritonéales, et que ces malades sont soulagées en relâchant leur paroi abdominale ; mais autant nous comprenons ces accidents dans les collections volumineuses, remontant, même sans l'intéresser, le long des parois du psoas, autant nous sommes surpris de les observer ici.

B. — SIGNES PHYSIQUES

Nous allons maintenant nous occuper d'un autre groupe de symptômes, ceux que le toucher et la palpation permettent au chirurgien de constater.

1° *Palpation.* — Le point ordinaire des douleurs étant la fosse iliaque, c'est l'état de cette région que nous devons d'abord étudier. En pressant sur les fosses iliaques on détermine constamment de la douleur. Elle est plus ou moins vive, et acquiert parfois une acuité telle que la plus légère pression devient impossible. Gallard avait insisté sur les caractères douloureux de cette pression et disait que c'était au moment où on enlevait la main, et surtout lorsqu'on l'enlevait brusquement. Il avait donné à ce signe une grande valeur et l'appelait la douleur « exquise ». Nous l'avons retrouvée notée et confirmée dans les travaux sur ce sujet, mais nous ne la trouvons pas signalée dans les observations, et, quant à nous, plus d'une fois nous l'avons cherchée sans aucun succès ; du reste il est assez difficile de faire préciser à une malade qui souffre, qui trouve déjà pénible votre examen, le moment exact où cette douleur est la plus vive ; c'est une particularité dont nous n'avons pas besoin, pourquoi donc la rechercher si elle est douloureuse ? Cette douleur à la pression est généralement plus vive d'un côté que de l'autre, le maximum ne donne pas toujours des indications sur la gravité des lésions, aussi avons-nous entendu M. Labadie-Lagrave la désigner sous le nom de « paradoxale ».

Le siège exact en est assez limité, c'est au-dessus de l'arcade de Fallope, sur une ligne que l'on pourrait désigner sous le nom de ligne des annexes et qui s'étend de l'épine iliaque antéro-supérieure à l'ombilic. En enfonçant les doigts de haut en bas et de dehors en dedans, on détermine son maximum d'intensité ; en somme, c'est en portant la main vers la partie postérieure du petit bassin, ce qui est conforme à la disposition affectée par les annexes malades.

La palpation permet également de reconnaître s'il y a tumeur apparente, ou si, au contraire, les fosses iliaques sont absolument libres. Mais intervient ici une grosse question, celle du chloroforme dans l'examen de ces malades. Il ne faut pas être systématique, et rejeter ou admettre de parti pris ; nous croyons qu'il faut distinguer les cas. Chez toute une catégorie de sujets, le ventre est souple, dépressible, la paroi abdominale peu épaisse ; il serait vraiment imprudent de faire courir à la malade l'aléa toujours incertain d'une chloroformisation quand l'examen se présente dans des conditions aussi faciles. Au contraire, chez les sujets à paroi résistante, à pannicule graisseux développé, il est quelquefois impossible de constater l'existence de lésions que tout porte à croire déjà assez accentuées, sans avoir recours à la chloroformisation. Cette dernière facilite étrangement l'examen, et si quelques auteurs prétendent qu'on se prive ainsi d'un élément précieux, la douleur, on a, dans le fait de la constation de la tumeur, une large compensation.

Les annexes dans les cas qui nous occupent en ce moment ne sont jamais très considérables ; souvent la palpation induit l'observateur dans de profondes erreurs qu'il nous est utile de signaler. Vu l'état anatomique des lésions, l'abondance des fausses membranes qui les entourent, les adhérences mêmes que les annexes peuvent contracter avec les intestins et l'épiploon, la main sent quelquefois une masse compacte, à contour indécis, assez volumineuse, se continuant jusque dans la fosse iliaque et qui à premier examen ferait croire que la salpingo-ovarite est beaucoup plus grosse qu'elle ne l'est réellement. — L'observation déjà citée de Mme Dum... (Obs. V) nous en fournit la preuve.

La main n'arrive pas toujours à reconnaître ces tuméfactions, mais perçoit seulement une certaine résistance, un peu d'empâtement dans l'une ou les deux fosses iliaques; quand la tumeur est facilement sentie elle ne dépasse guère la valeur d'une mandarine. Il n'y a donc dans tous ces cas aucune saillie formée, appréciable à l'extérieur.

Ce premier examen devra du reste être complété dans un instant, alors que nous serons déjà fixé sur les renseignements fournis par le toucher.

2° *Usage du speculum.* — Avant d'aborder cette question, deux mots du speculum : on l'a dit complètement inutile, dangereux, pouvant causer des ruptures de collection prêtes à s'ouvrir, nous ne le croyons pas mériter de semblables imprécations, mais il est, nous l'avouons, parfaitement inutile pour constater les lésions des annexes. Il nous permet seulement de voir que l'utérus est le siège d'un catarrhe plus ou moins abondant, de constater *de visu*, ce qui vaut toujours mieux que du doigt seulement, les lésions du col.

3° *Toucher.* — Le toucher nous fait reconnaître d'abord l'état de l'utérus qui le plus souvent a perdu sa mobililité et est enclavé dans les annexes. Comme nous l'avons vu déjà au début, c'est dans les culs-de-sac postérieur et latéraux que siégent les lésions : ils ont perdu généralement leur souplesse, la muqueuse vaginale glisse mal sur eux, elle est comme tendue, quelquefois absolument adhérente; le doigt peut avoir l'impression d'une tuméfaction rénitente, dure, peu ou pas élastique, occupant tout le cul-de-sac postérieur, et venant faire saillie dans les latéraux, dont l'un est souvent plus rempli que l'autre. En pareil cas il est impossible de se prononcer sur le côté des annexes affectées; de savoir si c'est la trompe ou l'ovaire que l'on sent dans ce cul-de-sac. Du reste ces lésions sont surtout la preuve du développement des fausses membranes et de l'ancienneté de l'affection; en pareil cas ce sont généralement des annexes assez petites mais complètement emprisonnées dans une gangue de membranes péritonéales. On peut dire que tout est pris, les ligaments larges sont épaissis à leurs bases, leur bord adhérent présente au doigt qui l'explore de petites irrégularités très probablement dues à la fluctuosité des vaisseaux devenus athéromateux, comme tendent à le prouver nos observations; souvent à ce niveau on constate des battements qui n'ont d'autre origine que les artères vaginales, mais ce fait est plus rare dans ce genre de salpingite que dans les formes à grosse collection purulente. En somme, si nous voulions stigmatiser d'un mot les lésions observées, nous dirions que dans ce cas la salpingite, quoique la lésion primitive, est secondaire, que la pelvi-péritonite consécutive est la lésion principale.

A côté de ces formes existent des salpingo-ovarites où les lésions péritonéales sont beaucoup moins développées; nous rentrons alors dans la description classique de la salpingite où la tumeur est décrite sous l'aspect d'une poire, d'une sangsue, d'un tube contourné, etc. Il est assez facile dans ces conditions de reconnaître le point d'attache extérieur.

Le doigt, en suivant d'abord la tuméfaction plus ou moins

distante de l'utérus, rencontre un cordon, sorte de pédicule à
volume généralement peu considérable, mais assez dur, assez
résistant au toucher et qui vient le conduire jusqu'à la corne
utérine. C'est dans ces cas que l'on peut dire qu'il y a un
sillon plus ou moins marqué qui sépare la tumeur de l'utérus. On peut aussi savoir quel est le côté affecté, et il est
même possible dans bien des cas, de reconnaître ce qui
appartient à l'ovaire et ce qui se rattache à la trompe. Nous
craindrions de nous répéter en revenant sur ce sujet, nous
renvoyons donc à ce que nous avons déjà dit au début sur
les caractères distinctifs de ces deux organes, caractères qui
restent vrais, alors même que les organes ont acquis un
volume plus considérable.

Mais il y a bien des intermédiaires entre cette forme à
organes faciles à isoler, et celle où tout est pris, ne formant
plus qu'une seule masse. Il faut en être prévenu si l'on veut
éviter de nombreuses erreurs d'interprétation; qu'il est fréquent de voir des annexes ayant contracté les unes avec les
autres des adhérences, conserver en masse une légère mobilité; un sillon sépare la tumeur de l'utérus, mais le point
d'attache ne se sent nullement et le toucher seul ne peut
guère renseigner sur le côté le plus gravement malade.

La douleur accompagne toujours cet examen, elle est pré-
cieuse comme point de repère, et le doigt se rend parfaitement compte du point exact où il va la faire naître. Elle est
en effet très limitée, mais présente souvent plusieurs points
maximum.

4º *Fluctuation*. — Nous n'avons pas encore attiré l'attention sur un signe précieux : la fluctuation de la poche. Le
plus souvent il s'agit de suppuration. Nous avons vu que les

symptômes généraux pouvaient quelquefois la faire prévoir. D'autres fois la fluctuation sera due à du sang épanché dans la cavité, toujours est-il que le toucher est notre principal guide. Dans quelques cas exceptionnels, la tuméfaction fait saillie dans le cul-de-sac et produit une fluctuation des plus nettes, mais plus souvent elle est difficile à constater, vu l'épaisseur des fausses membranes qui entourent la poche. Le doigt déprimant la tumeur, puis revenant rapidement, la pulpe constate souvent le petit choc, indice de liquide. Dans bien des cas, il est bon de toucher avec deux doigts, et alors appuyant alternativement l'un et l'autre, on constate assez facilement l'existence de flux; souvent aussi, c'est à l'aide d'un doigt dans le rectum et d'un doigt dans le vagin que l'on peut surprendre la fluctuation.

5º *Palper et toucher combinés.* — Enfin, pour compléter notre examen, nous devons tout à la fois palper et toucher : le doigt dans le vagin, sur la tuméfaction, l'autre main déprimant fortement la paroi abdominale, immobilisant l'utérus et ses annexes. Généralement ces recherches sont extrêmement pénibles; elles sont cependant indispensables pour apprécier exactement l'état des lésions. Que de fois des annexes à peine perceptibles deviennent-elles faciles à reconnaître à l'aide de ce procédé? Si la tuméfaction est un peu volumineuse, on sent entre le doigt et la main la masse totale des annexes, on apprécie leur consistance, leurs adhérences plus ou moins complètes.

6º *Toucher rectal.* — Quant au toucher rectal souvent inutile, il est très précieux en cas de doute. La douleur est généralement très vive, mais permet de bien apprécier le volume, le siège de la tuméfaction.

Avant d'aborder l'étude de la seconde classe des salpingo-ovarites, nous voulons encore une fois insister sur ce fait qui doit dominer toute l'histoire clinique des lésions qui nous occupent, et principalement des formes que nous venons d'étudier. La maladie procède par poussées, et il en résulte une indication sur laquelle nous ne saurions trop insister, celle d'examiner souvent les malades et de ne jamais se contenter des observations recueillies pendant une phase aiguë de l'affection. Au moment des poussées de pelvi-péritonites, les lésions semblent toujours beaucoup plus accentuées qu'elles ne le sont réellement, et telles ou telles de nos malades auxquelles nous avions, au moment de leur arrivée, diagnostiqué des collections volumineuses sans pouvoir au juste préciser leur siège, ne présentaient plus, après quelques semaines de repos, que des lésions peu développées et faciles à localiser.

Il y a là une indication que l'on ne doit jamais perdre de vue avant de tenter un traitement chirurgical, car s'il est permis dans les cas de nécessité d'opérer en pleine péritonite, quand rien ne presse il serait coupable de ne pas mettre de son côté toutes les chances de succès. D'autre part il résulte aussi de la marche des lésions, qu'il ne faut pas attendre indéfiniment pour opérer, et bien que nous ayons insisté sur la chronicité comme fait essentiel, il se trouve des cas où la marche est beaucoup plus rapide, où, en quelques mois, le doute n'est plus permis sur la résolution possible des accidents. Dans ces conditions, avec un traitement rationnel les symptômes pourraient s'amender, mais à la moindre fatigue, sous une influence insignifiante, les phénomènes inflammatoires reparaîtraient, il en résulterait de nouvelles poussées de péritonite circonscrite, et les annexes, déjà très difficiles à isoler, deviendraient complètement impossibles à enlever.

La conclusion s'impose. On ne doit enlever des annexes que le jour où l'histoire de la malade prouve qu'il n'y a pas lieu d'espérer un autre mode de guérison; mais alors il faut agir le plus tôt possible, car toute nouvelle poussée complique l'opération.

II

La division que nous avons acceptée est très discutable, nous le savons. Elle est basée sur ce que nous avons vu, et les faits qui nous restent à étudier suffiront pour montrer qu'on ne peut comprendre dans une même description tous les cas de salpingo-ovarite.

Nous nous sommes efforcé de montrer dans le chapitre précédent que la trompe était malade, mais que consécutivement la péritoine le devenait rapidement et qu'alors se succédaient des phases où les symptômes péritonéaux tiennent en somme le premier rang. Dans les lésions qui nous restent à étudier le péritoine est également atteint, il existe même souvent des fausses membranes abondantes autour des foyers, mais tandis que tout à l'heure, c'est à peine si dans certains cas nous trouvions une collection dans la trompe, ici elle est presque toujours abondante. Ce n'est plus aux organes voisins, à des brides péritonéales qu'est due la tuméfaction observée, mais bien à la réelle augmentation des organes eux-mêmes.

Est-ce à dire qu'il y a antagonisme entre ces deux classes, et que la salpyngite de petit volume dont les lésions sont nettement caractérisées, ne puisse à un moment donné changer son évolution, et présenter les symptômes des grosses collections? Ce fait nous paraît devoir être exceptionnel quand les fausses membranes sont très développées, mais nous semble tout naturel dans le cas contraire.

Les salpingo-ovarites volumineuses peuvent être immédiatement consécutives aux couches, et elles ont été confondues avec les phlegmons du ligament large; ou au contraire en être séparées par un laps de temps plus ou moins long. Elles peuvent aussi être la conséquence de l'infection blennorhagique. En somme, elles offrent la même étiologie que la salpingite de petit volume à forme péritonéale; elles n'en diffèrent que par leur marche.

Quand la malade se présente à l'examen, plusieurs années séparent quelquefois l'observateur du début des accidents ; il y a parfois cinq, six ans et même plus que l'accouchement a eu lieu; tout semble, du reste, s'être passé normalement, le retour des couches a été régulier, mais souvent si la malade a été nourrice, les règles ont persisté pendant le temps de l'allaitement. Dès ce moment, elles sont devenues un peu douloureuses, bon nombre de malades ont même dû garder le lit, du moins accidentellement.

En fait de douleur : peu ou pas, seulement, quand la malade s'est fatiguée, « elle sent son ventre », elle a quelques élancements. Un peu de leucorrhée, presque toujours de la métrite. Tels sont les principaux éléments que nous trouvons dans le laps de temps qui sépare les accidents de leur véritable cause. En somme, nous trouvons tout juste les symptômes nécessaires pour nous permettre d'affirmer qu'il se passe quelque chose d'anormal du côté des annexes, mais l'évolution a été cachée, c'est une forme pour ainsi dire bâtarde. Pour une cause insignifiante, le plus souvent le froid, particulièrement pendant les règles, les symptômes graves vont apparaître. La malade est tout à coup prise de violentes douleurs abdominales, souvent de vomissements, de fièvre, de frissons ; elle consulte, et on trouve une tuméfaction déjà volumineuse au niveau de l'abdomen. Il n'est pas rare que ce soit elle-même qui fasse cette constatation, elle en est toute surprise et ne sait à quand faire remonter son apparition première. Il est cependant bien certain que ce n'est pas le jour même de la constatation, que cette tumeur s'est développée, témoin le cas de Mme L... qui se mettant, pour calmer ses souffrances, un cataplasme sur le ventre, s'aperçoit d'une grosse tuméfaction que, deux mois plus tard, l'examen histologique prouve être de vieille formation. (Observ. VII.)

Voilà donc une tumeur volumineuse qui s'est développée sournoisement, qui a atteint des proportions considérables sans déterminer d'accidents vraiment sérieux, et on ne peut même prévoir l'époque de son apparition. Admettre que la salpingite soit restée longtemps à sa phase de début, nous semble très vraisemblable, mais nous sommes forcé de reconnaître que son évolution a été bien différente de celles que nous venons d'étudier. Tandis que là les douleurs étaient poignantes, les accidents péritonéaux fréquents, la vie insupportable, ici presque pas de douleur, pas de phénomènes péritonéaux, la malade ne peut guère être considérée comme une invalide. Dans cette cavité du péritoine, normalement si délicate, il y a eu, dès le début, isolement complet de la lésion qui a évolué sans aucun retentissement. Nous ne voulons pas être absolu, et si nous venons de décrire cette marche si particulière qui nous a beaucoup frappé, c'est que nous l'avons retrouvée dans bon nombre d'observations.

Nous n'affirmerons cependant pas qu'elle soit constante, et nous croyons que des accidents plus ou moins sérieux peuvent souvent permettre au chirurgien de suivre l'évolution de l'affection depuis son début. Mais pour nous, il reste acquis que ces collections volumineuses à lésions salpingo-ovariennes, forment une classe absolument distincte par leur évolution plus cachée, par les accidents moindres qu'elles développent.

Aussi nous avons voulu, avant d'aborder les symptômes fournis par l'examen clinique, citer l'observation de Mme L..., qui pour nous est un type des lésions qui nous occupent :

OBSERVATION VII (Personnelle)

Double Salpingectomie. — Madame L., 31 ans, salle Levret, lit 4. — La malade dont l'observation va suivre, a été réglée à 14 ans, sans antécédents morbides personnels ou héréditaires, elle s'est mariée à 17 ans et a eu à 18 ans un enfant né à terme.

Dès le second jour qui suivait l'accouchement normalement accompli, Madame L. se relevait et le 7me jour sortait de chez la sage-femme.

Elle se plaça alors comme nourrice, allaita successivement les deux sœurs pendant 18 mois et pendant tout ce temps perdit régulièrement tous les quinze jours, pendant cinq jours, cela sans douleur.

Elle cessa alors de nourrir, la menstruation redevint régulière, mais s'accompagna dès lors de douleurs, apparaissant quelques heures après le commencement de la perte, se prolongeant pendant deux jours, coexistant quelquefois avec des vomissements.

Depuis deux mois, les règles sont devenues irrégulières et plus douloureuses; les dernières ont cessé depuis dix jours, elles ont eu une durée de quinze jours et ont été accompagnées de grandes douleurs.

L'état général était resté bon et la malade n'avait rien remarqué d'anormal du côté de son abdomen jusqu'à cette époque.

A la suite de froid, elle ressentit des frissons, de la courbature, une douleur violente dans le bas-ventre. Elle fut obligée de se coucher, et s'appliquant des cataplasmes pour tâcher de calmer ses douleurs, elle remarqua une tumeur siégeant du côté gauche du ventre. Cet état dura quinze jours environ, s'accompagna de vomissements; quant à la constipation, elle fut évitée par l'administration répétée de lavements ou de légers purgatifs.

Enfin le 28 septembre 1889, la malade, un peu rétablie mais très faible encore et souffrant dans l'aine, entre salle Cruveilhier.

Pendant les premiers temps de son séjour, elle eut quelques pertes rouges (c'était la fin de ses règles) qui n'ont pas reparu depuis. Quant à la leucorrhée, la malade dit n'y être sujette que très accidentellement.

La miction, fréquente déjà avant l'entrée à l'hôpital, l'est encore aujourd'hui, elle urine jusqu'à 20 fois par nuit, mais sans douleur et peu à la fois.

Depuis qu'un repos absolu est observé, les douleurs sont devenues moins vives, l'appétit est meilleur.

Des purgations légères (un verre d'eau de Sedlitz) sont administrées de temps en temps.

Le 11 octobre 1889. La malade entre salle Levret, c'est une femme grande et brune qui paraît avoir été assez forte.

Examen. La peau du ventre est souple et au-dessous se dessine une tumeur qui remonte dans la fosse iliaque gauche. *A la palpation*, on constate que cette tumeur remonte à 5 ou 6 travers de doigt au-dessus de l'arcade de Fallope.

La forme est celle d'une poire à grosse extrémité tournée en haut. C'est là le relief que la malade avait elle-même remarqué il y a deux mois. En outre, à la palpation, on reconnaît à droite une tumeur plus volumineuse que la première, plus profonde, siégeant dans la fosse iliaque.

On ne peut déterminer une fluctuation nette dans les deux tumeurs, pourtant à droite elle est légèrement fluctuante. Les deux tumeurs séparées par le muscle droit ne sont peut-être que les extrémités d'une même poche, bridée en son milieu.

Au toucher, l'utérus est extrêmement remonté; la pulpe du doigt atteint à peine la lèvre du col. Les culs-de-sac latéraux et postérieur sont remplis par une vaste collection, la fluctuation semble se communiquer aux deux tumeurs. Par le toucher rectal, la poche paraît avoir le volume d'une tête d'enfant. Cet examen est assez douloureux.

De temps à autre la malade se plaint de ressentir des douleurs irradiées dans la cuisse, tout autour de la hanche, mais seulement à droite.

Tel est l'état de la malade au moment de l'intervention.

Celle-ci, faite le 12 octobre, ne fut accompagnée ni suivie d'aucun accident.

Grosse tuméfaction siégeant à droite, contenant 1100 grammes de pus à odeur fétide.

Quant à la tumeur gauche, elle n'était autre que le corps même de l'utérus.

Cette attaque de pelvi-péritonite qui brusquement a fait constater des lésions déjà anciennes, peut survenir à un époque beaucoup plus rapprochée du début ; il arrive souvent en pareil cas que la malade est soignée pour des attaques de péritonite ; on lui couvre le ventre de vésicatoires, de sangsues, et finalement, le repos surtout aidant, les accidents se calment. La véritable cause est demeurée inconnue ; c'est qu'à cette époque l'examen n'a pas été suffisamment approfondi pour constater une collection encore peu volumineuse. Ces cas, du reste, forment le trait d'union entre les lésions étudiées dans le chapitre précédent et celles que nous avons maintenant en vue.

Nous ne reviendrons pas, avant de rechercher les symptômes physiques de ces lésions, sur ce que nous avons dit de l'importance qu'il y a à examiner la malade en dehors d'une phase aiguë. Bien qu'ici les symptômes péritonéaux soient moins développés que précédemment, nous n'aurions qu'à insister sur les mêmes points ; quant au chloroforme, il est également souvent inutile dans certains cas, mais nécessaire dans d'autres.

1° *Palpation*. — La collection peut être assez volumineuse pour former saillie appréciable à la vue au niveau de la fosse iliaque. Disons de suite qu'il arrive rarement que les collections soient aussi volumineuses d'un côté que de l'autre, et que souvent la salpingo-ovarite étant suppurée d'un côté, les lésions ne sont, du côté opposé, que celles d'une salpingite catarrhale proliférante; cette disposition nous rappelle pleinement ce que nous avons déjà noté.

Quand la tuméfaction est assez volumineuse pour faire saillie appréciable, c'est au-dessus de l'arcade de Fallope qu'elle se dessine. Elle peut revenir vers la partie médiane, mais reste toujours plus marquée vers la partie externe, si nous en croyons les faits que nous avons observés. Il y a une erreur que nous voulons de suite signaler. Elle semble bien grossière, et cependant il faut souvent l'examen le plus attentif pour l'éviter. Nous voulons parler du corps même de l'utérus. Comme nous le verrons dans un instant, ces collections sont élevées dans le petit bassin, or, il arrive fréquemment qu'elles entraînent avec elle l'utérus, qu'elles le rejettent du côté opposé, et le repoussent en avant; et comme c'est le plus souvent chez des femmes ayant de la métrite parenchymateuse que s'observent ces lésions, cet utérus est gros. Il en résulte que ce corps utérin peut très bien lui-même simuler une tuméfaction, et que la palpation seule ne suffit pas pour faire reconnaître l'erreur (Observ. VII). Il faudra donc rechercher, par le toucher, ce corps de l'utérus, chose facile le plus souvent, mais présentant quelquefois de réelles difficultés, aussi avons-nous voulu, chemin faisant, signaler le fait.

La palpation de la tuméfaction est en général beaucoup

moins douloureuse que dans les formes péritonéales ; la peau
est complètement indépendante et conserve sa souplesse
normale. Nous n'insisterons pas sur les caractères du plastron, auquel les anciens auteurs attribuaient une si grande
importance. M. Terrillon a signalé des faits où il existait ;
il n'acquiert jamais, croyons-nous, les véritables caractères
du vrai plastron abdominal, tel qu'on le rencontre dans le
phlegmon du ligament large immédiatement consécutif aux
couches, si surtout on se reporte en bas de la tumeur, immédiatement au-dessus de l'arcade de Fallope. La fluctuation
est le plus souvent évidente, il est bien rare qu'elle ne le
devienne pas en combinant le toucher.

2º *Toucher*. — Le toucher permet, nous venons de le
dire, de reconnaître l'utérus, de constater sa mobilité en
général diminuée, de voir la direction du col et consécutivement celle du corps. Quand les lésions sont doubles, l'utérus
est pour ainsi dire englobé dans les tumeurs et peut être
complètement immobile. Contrairement à ce qu'on pourrait
supposer avec d'aussi vastes collections, les culs-de-sac sont
souvent libres. Leur muqueuse n'est pas adhérente, ce n'est
qu'accidentellement que les collections font saillie dans le
vagin. C'est que les annexes sont hautes ; contrairement aux
formes péritonéales où tout se passe dans le cul-de-sac postérieur, du moins dans l'immense majorité des cas.

De cette disposition élevée des annexes, résulte aussi moins
de tiraillements dans le petit bassin, et n'est-ce pas là l'explication des douleurs moindres éprouvées par la malade ?

3º *Troubles de la miction*. — D'autre part, ces tuméfactions volumineuses peuvent avoir sur la vessie plus de retentissement que les petites collections, aussi notons-nous dans

plusieurs observations des envies fréquents d'uriner, peu à la fois, sans douleur, ce qui nous fait rejeter l'idée de cystite.

4o *Symptômes généraux.* — Les symptômes généraux ne doivent nous arrêter qu'un instant; presque nuls jusqu'à la période des accidents graves, ils sont alors les conséquences des phénomènes péritonéaux. Ceux-ci sont dus peut-être à la simple fluxion menstruelle, gênée dans son évolution par une cause insignifiante, peut-être aussi au passage de quelques gouttes du liquide collecté venant à se répandre dans la cavité péritonéale. Toujours est-il qu'ils peuvent atteindre les caractères d'une péritonite-aiguë, mais qui se localise rapidement, et au bout d'un temps plus ou moins long, ils perdent toute leur intensité.

Tandis que nous avons vu les accidents nerveux atteindre de la gravité dans les cas précédents, ici ils sont pour ainsi dire nuls.

Il en est de même des irradiations douloureuses qui sont beaucoup moins accentuées.

Contrairement à ce qu'on pourrait croire, étant donné la symptomatologie si bien étudiée des phlegmons péri-utérins, ces vastes collections ne déterminent aucun trouble dans la situation des membres inférieurs, ni souvent même dans la marche ; jamais nous n'avons trouvé noté dans une observation de salpingite que la jambe de la malade fût fléchie, déjetée en dehors comme elle l'est dans le cas de phlegmon. Nous n'avons jamais remarqué que les mouvements de la cuisse fussent douloureux ; et quand la malade est debout, elle est bien moins souvent forcée de se tenir courbée que dans le cas de petite ou de moyenne tuméfaction, mais à forme péritonéale.

Nous aurions fini avec cette forme des collections salpingo-ovariennes volumineuses et à marche relativement chronique, si nous ne croyions devoir en rapprocher les salpingites tuberculeuses.

Les travaux sur la tuberculose du petit bassin se sont multipliés depuis la thèse de M. le professeur Brouardel : contentons-nous de signaler Gallard, Seuvre, Vermeil, et les recherches toutes récentes de MM. Cornil et Terrillon sur la tuberculose des trompes. De ces faits il résulte que la tuberculose peut atteindre le petit bassin, former une péritonite circonscrite ; il existe comme un pont qui sépare en deux la cavité abdominale ; la partie supérieure de la grande séreuse restant libre, la partie inférieure se trouvant aux prises avec une désorganisation plus ou moins complète. Mais ce qu'il y a pour nous de plus intéressant, c'est que les annexes de l'utérus sont alors, nous pourrions dire constamment, malades, et même le péritoine du petit bassin étant relativement sain, Vermeil a retrouvé presque toujours des lésions des trompes chez les malades mortes de tuberculose. Dans sa thèse, Derville a cherché à expliquer la pathogénie de ces accidents tuberculeux ; nous ne voulons pas entrer dans cette voie, voir la part qui revient à la tuberculose primitive du péritoine, et avec les idées régnantes la part que l'on doit accorder à la tuberculose acquise ni discuter la question, pleine d'énigmes, de savoir si le sperme d'un tuberculeux peut être la cause d'une inoculation directe. Ce serait nous éloigner complètement de notre sujet. La seule chose que nous devons retenir, c'est qu'il existe une salpingite tuberculeuse, et sans nier le contage, que nous admettons pleinement comme basé sur des faits aujourd'hui indiscutables, nous devons aussi regarder la tuberculose comme pouvant se développer dans les annexes comme dans un lieu de moindre résistance, très probablement à cause de la vascularisation qui résulte des menstrues, et voir là la pathogénie la plus probable des salpingites observées chez les vierges.

Mais nous croyons que ces faits sont rares, du moins comme localisation primitive. Les symptômes qui permettent d'affirmer la nature tuberculeuse d'une salpingo-ovarite, sont encore, croyons-nous, à découvrir. On a noté qu'elles étaient assez souvent unilatérales. M. Cornil a même trouvé une salpingite tuberculeuse d'un côté, et catarrhale simple du côté opposé; les douleurs ont été moins vives que dans les formes ordinaires, mais nous savons que les grosses collections peuvent être peu douloureuses; quelquefois même elles sont restées latentes et sont une trouvaille d'autopsie. C'est plutôt par l'état général de la malade que se diagnostiquent ces accidents, que par tels ou tels symptômes particuliers; quant au bacille, il est noté dans quelques observations, mais le plus souvent on ne l'a pas trouvé, et on se base sur l'aspect caséeux du contenu, sur l'apparence des parois, pour affirmer la nature tuberculeuse d'une salpingite (1).

OBSERVATION VIII

Pyo-salpingite double. — Laparatomie. — Guérison. (Résumé de l'Observation publiée par M. ROUTIER, *Bulletin de la Société de Chirurgie*, février 1889, page 43.)

B. L..., réglée à 20 ans; époques irrégulières et toujours douloureuses.

----

(1) *Nouv. arch. d'obst. et de gyn.* 25 août 1889, p. 380. — CORNIL, *J. des sc. méd.* 20 déc. 88. — ORTHMANN. Pyosalpingite tuberculeuse double, examen microscopique. *Soc. obst. et gyn. de Berlin,* juillet 1888. — TERRILLON. *Arch. de tocol.,* août 1889, p. 581.

En mai 1888, douleurs vives dans le ventre, arrêt subit des règles qui ne reparaissent qu'à la fin de juillet. Nouvelles règles dans les premiers jours d'août.

Depuis, elle n'a plus perdu, le ventre est augmenté de volume, surtout à droite de la ligne médiane; rien à gauche.

Au toucher : Col virgineus, long, peut être mou vers son orifice, un peu douloureux à la mobilisation; les mouvements transmis à la tumeur ne se transmettent pas à l'utérus, il semble cependant qu'il y ait du ballottement.

La malade nie la possibilité de grossesse. A la suite d'un nouvel examen, puis d'un troisième, pratiqué en consultation avec M. Auvard, le diagnostic est posé de : Tuméfaction sur le côté droit de l'utérus; kyste ou grossesse extra-utérine.

Le 6 décembre, les règles apparaissent.

Nouvel examen : On trouve encore une tumeur de l'ovaire du côté droit.

A gauche et en arrière de l'utérus, on trouve une petite tuméfaction comme un œuf de pigeon.

15 décembre. — Laparatomie; double salpingo-ovarite purulente. La trompe droite dilatée contient du sang et du pus dans des cavités distinctes, le tout atteint le volume d'un gros poing. A gauche, trompe malade et hypertrophiée, plongeant dans le petit bassin; le contenu assez abondant est formé aussi de sang et de pus.

L'examen microscopique dénote la présence de bacilles dans le pus.

Par l'analyse même de nos symptômes, nous venons de décrire la marche des salpingo-ovarites, nous n'y reviendrons donc pas, et nous indiquerons seulement la terminaison de ces tuméfactions et les principales complications qui peuvent en résulter. Si dès le début ces malades sont soumises à un traitement approprié, elles peuvent voir les accidents disparaître, mais quelles que soient les formes qu'affectent les lésions des annexes, le grand danger est toujours de voir se développer une péritonite qui, se généralisant, peut quelquefois emporter en quelques jours la malade. Cette péritonite peut n'être que la conséquence de ces accidents sur lesquels nous avons déjà tant insisté dans la marche des collections à formes péritonéales, mais aussi elle peut résulter de l'issue dans le péritoine, d'une quantité plus ou moins considérable du liquide salpingien à la suite de la rupture de la poche. Nous n'y insisterons pas davantage, ces faits sont trop connus; mais nous profiterons de la gravité de cette complication, pour dire qu'en pareil cas le seul remède est la laparatomie immédiate et le lavage de péritoine après le traitement approprié de la poche cause des accidents.

Les fistules dans les organes voisins constituent un mode de terminaison possible des collections salpingiennes. Elles siègent surtout dans le rectum, jamais dans l'utérus, quelquefois dans la vessie, et dans les différentes parties de l'intestin. Ce sont là des faits relativement heureux quand les lésions sont trop avancées pour permettre un traitement radical. Mais ce n'est pas une guérison, c'est un simple palliatit.

Nous regardons également les hémato-salpingites comme devant rentrer, dans l'immense majorité des cas, au nombre des complications des salpingites. On voit assez souvent une aggravation subite des accidents chez une femme qui présentait déjà quelques symptômes annexiens et la laparatomie montre une poche remplie de caillots sanguins. Nous croyons que ce ne sont pas là des lésions méritant une description spéciale, et nous sommes persuadé, comme le suppose Lavie dans sa thèse (1), qu'une salpingite à sa première période, alors que la muqueuse est boursoufflée et turgescente, a déterminé cette hémorragie qui ne doit être considérée que comme une complication de cette salpingite. La structure de la muqueuse tubaire se rapproche trop de celle de l'utérus, pour que nous n'admettions pas que la menstruation ait dans ces accidents une importance majeure.

Nous terminerons ces complications pour ainsi dire immédiates des salpingo-ovarites, en disant que des abcès peuvent se développer dans les néo-membranes péritonéales, et que tout le petit bassin peut ainsi se trouver réduit en une vaste collection purulente. Ces différents abcès peuvent eux-mêmes consécutivement s'ouvrir et former des fistules dans les organes voisins.

Mais à côté de ces lésions, qui en somme sont accidentelles, doit intervenir l'état général de la malade, qui, au point de vue de la terminaison de l'affection qui nous occupe, fournit des renseignements très précieux. Une femme

____

(1) Lavie. *Salpingites*, Th. de Paris, 89 ; Cornil, *Académie de Médecine*, 6 oct. 1887.

atteinte de ces lésions est plus ou moins condamnée au repos, son hygiène devient mauvaise, l'état moral exagère ses souffrances; souvent s'il y a suppuration de la poche, même sans fistule permettant au liquide de se renouveler, nous observerons des phénomènes d'hecticité, de l'amaigrissement progressif, l'apparition d'albumine dans les urines, de l'œdème des membres inférieurs, enfin perte complète de l'appétit, et après des mois de souffrance, la mort causée directement par ces accidents, souvent aussi résultant de lésions pulmonaires venant compliquer l'état si précaire déjà de la malade.

Enfin la salpingite peut encore pour ainsi dire s'enkyster et devenir dans la cavité abdominale un corps étranger semblant inoffensif. — Nous avons eu l'occasion d'en observer un cas tout à fait exceptionnel : il s'agisait d'une malade âgée de 52 ans, entrée dans le service pour un kyste de l'ovaire et qui y subit le laparatomie le 12 novembre 1889, aucun accident jusqu'au 19 novembre, ce jour-là petite indigestion qu'elle attribua à des huîtres. Depuis, l'état général s'aggrave chaque jour, elle présente des symptômes d'obstruction intestinale; comme elle porte une petite hernie qui est devenue irréductible, on suppose qu'elle est la cause des accidents. Entérotomie le 22, aucune modification.

En présence de ces phénomènes péritonéaux, M. Bouilly se décide à rouvrir l'abdomen, et trouve un rétrécissement siégeant dans la partie inférieure de l'intestin grêle. L'intestin se rompt, et on doit faire un anus contre nature. La malade meurt le jour même.

L'autopsie révèle des brides péritonéales enflammées partant d'une trompe qui forme une tumeur de la grosseur d'une noix, et venant se terminer à l'instestin.

Voici donc une tumeur qui n'offrait plus aucun symptôme, et à la suite d'une intervention bénigne, elle a déterminé des accidents péritonéaux ayant entraîné la mort. Peut-être, comme nous le disait M. Bouilly, y aurait-il sur ces accidents tardifs des salpingites, des recherches importantes à faire.

CONCLUSIONS

Les salpingo-ovarites sont des inflammations d'origine septique. La théorie de la propagation de muqueuse à muqueuse est seule, dans l'état actuel de la science, acceptable pour les expliquer. Nous reconnaissons que les lymphatiques peuvent intervenir dans les lésions qui relèvent immédiatement de l'état puerpéral.

Il est impossible de faire rentrer dans une même description tous les cas de salpingo-ovarites.

Il existe deux grandes classes de lésions

Le développement des fausses membranes, des phénomènes périsalpingitiques, la trompe étant altérée dans sa structure, mais n'offrant pas de collection volumineuse, caractérisent la première ;

Dans la seconde, aux phénomènes péritonéaux se joint une vaste collection dans la trompe.

Ces deux formes constituent deux grands types qui diffèrent par leur marche, leur symptomatologie, mais ils sont reliés par de nombreux intermédiaires.

Quelle que soit la forme qu'affecte l'affection, c'est dans son évolution clinique que l'on trouvera les plus précieux renseignements. Les malades atteintes de salpingo-ovarites ont une histoire, c'est elle que nous nous sommes efforcé de décrire.

La chronicité, des alternatives entre des crises douloureuses et des mouvements d'accalmie relative, sont le propre des lésions des annexes.

Les lésions salpingo-ovariennes sont fréquentes.

Quand une femme se plaint du ventre, il devient indispensable de faire un examen complet, car le plus souvent ce sont les annexes qui occasionnent les douleurs.

C'est au plus grand détriment de la malade que l'on méconnaît le diagnostic de ces lésions.

TABLE

Le Mans. — Typographie Edmond Monnoyer.

7